川島隆太（東北大学教授）監修

川島隆太教授の

らくらく

脳体操

文字パズル

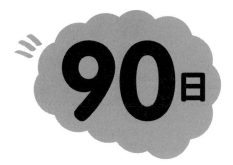

90日

もくじ

脳体操で楽しくトレーニング！ ……… 2

脳体操の重要ポイント ……………… 4

脳体操 ……………………… 6〜95

解答 ……………………… 96〜119

Gakken

「脳体操」で楽しくトレーニング！ 脳を元気に!!

東北大学教授 **川島隆太**

　歳を重ねていくうちに、人の名前が思い出せなかったり、物忘れをしたりと、脳の衰えを感じたことはありませんか。このような衰えはすなわち**「脳の前頭前野の働き<ruby>前頭前野<rt>ぜんとうぜんや</rt></ruby>が低下した」**ことが原因なのです。

　脳の前頭葉<rt>ぜんとうよう</rt>にある「前頭前野」は、ものを考えたり、記憶、感情のコントロール、人とのコミュニケーションなど重要な働きをしています。ここを健康に保つことが、社会生活を送るうえで最も重要なポイントです。

　しかし、テレビだけを見て一日中過ごしたり、人と会話をする機会が減ったり、手紙など手書きで文章を書く習慣も少なくなっていくと、脳の前頭前野の働きがどんどん低下していくことになります。

　そこで皆さんにやっていただきたいのが本書の「脳体操」です。人間の体と同様、脳を動かすトレーニングによって脳が活性化し、**「働く脳」へと生まれ変わらせる**ことができるのです。

　脳が担う情報処理や判断、行動や感情の制御といった脳機能の中枢が前頭前野です。本書の「脳体操」で前頭前野を鍛えていきましょう。楽しみながら毎日続けることで、脳がどんどん元気になりますよ。

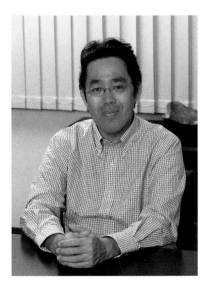

川島隆太教授
東北大学　加齢医学研究所所長

「脳体操」で脳がいきいき活性化！

　脳の前頭葉の活性化について、多数の実験を東北大学と学研との共同研究によって行いました。

　実験は、本書と同様の熟語や漢字の読み書き、簡単な計算、間違い探しの作業について、脳の血流の変化を「光トポグラフィ」という装置で調べました（下の写真）。その結果、下の画像のとおり、安静時に比べて問題を解いているときは、脳の前頭葉の血流が増え、活性化していることが脳科学によって判明したのです。

　本書は、脳を元気にする様々な「脳体操」を掲載しています。気楽に遊び感覚で取り組めるものばかりですから、楽しみながら毎日続けていきましょう。

「脳活性」実験の様子

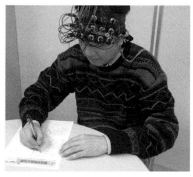

「光トポグラフィ」という装置で脳血流の変化を調べます。本書にあるパズルが、前頭葉の活性化に効果があることが実験でわかりました。

安静時の脳

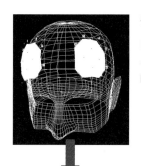

白く表示されているのは、脳が安静時の状態にあることを示しています。

前頭葉の働きが活発に！

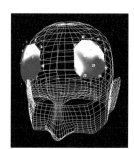

パズルを解いているとき

問題に取り組むと、前頭葉の血流が増え脳が活性化します。

短い時間でOK！ 集中して速く解きましょう

　脳を元気にする本書の**「脳体操」は、初めての方から取り組める簡単なトレーニング**です。トレーニングといっても、漢字やカタカナ、計算の単純なパズルで、どれも楽しいものばかりですよ。

　実は、こうしたパズルをやるときに、脳が非常に活性化することがわかっています。解くのに時間がかかる難しい問題よりも、いたって**簡単なパズルをどんどん解く**ほうが、より脳を活性化させることが証明されているのです。

　トレーニングの重要なポイントは１つです。

　それは、**パッパッパッとできるだけ速く解く**こと。

　脳のトレーニングは、学校のテストと違って、正解を出すことはあまり重要ではありません。間違えることをおそれて慎重に答えるのではなく、できるだけ速く問題を解くことが重要です。なぜなら、できるだけ速く解くことで、脳の情報処理速度がアップするからです。頭の回転力がどんどん向上し、前頭前野の働きがアップ！　脳をどんどん元気にさせます。

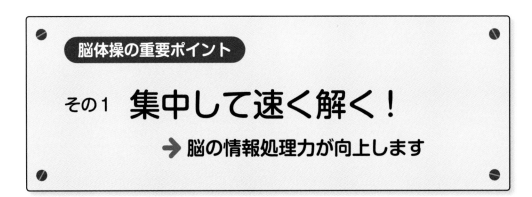

4

本書の「脳体操」は、集中して速く行うことで、より効果を発揮します。**短い時間で集中し、全力を出す**ことが脳の機能を向上させるために重要なのです。

　慣れてくると、「もっとたくさんの問題を解きたい」「たくさんやるほどいい」という気持ちになるかもしれませんが、とにかく短時間でスピーディーにやることが脳の働きをよくするコツです。

　そして、「脳体操」は**毎日続けることが重要**です。2〜3日に1回とか、たまにやる程度では、その効果は発揮されません。自分のやりやすい時間帯に1日1回、短時間で集中して「脳体操」を行うことを毎日の日課に取り入れ、習慣づけましょう。継続することが、脳の健康を守ることにつながります。

脳体操の重要ポイント

その2　**短時間で集中して解く！**

→ 1日1回、短時間でOK

その3　**毎日続ける！**

→ 継続＝脳の健康習慣！

1 文字まちがい探し

●「牧場」がテーマのカタカナ絵です。この中に、周囲と違うカタカナがまざっていますので、それを探して〇で囲みましょう。

間違い **6か所**

2 四字熟語

● 四字熟語の読みをひらがなで書きましょう。

① 交通安全
（　　　　　　　　　　　）

② 一部始終
（　　　　　　　　　　　）

③ 春夏秋冬
（　　　　　　　　　　　）

④ 登場人物
（　　　　　　　　　　　）

⑤ 横断歩道
（　　　　　　　　　　　）

⑥ 明々白々
（　　　　　　　　　　　）

⑦ 保育園児
（　　　　　　　　　　　）

⑧ 無茶苦茶
（　　　　　　　　　　　）

⑨ 手前勝手
（　　　　　　　　　　　）

⑩ 青天白日
（　　　　　　　　　　　）

⑪ 全知全能
（　　　　　　　　　　　）

⑫ 寝台列車
（　　　　　　　　　　　）

⑬ 天下統一
（　　　　　　　　　　　）

⑭ 無病息災
（　　　　　　　　　　　）

⑮ 一宿一飯
（　　　　　　　　　　　）

⑯ 得意満面
（　　　　　　　　　　　）

⑰ 縦横無尽
（　　　　　　　　　　　）

⑱ 賛否両論
（　　　　　　　　　　　）

答え ▶ P.96

3 同じ文字探し

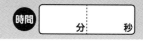

●同じ文字のペアが1組だけあります。その字を探しましょう。

①

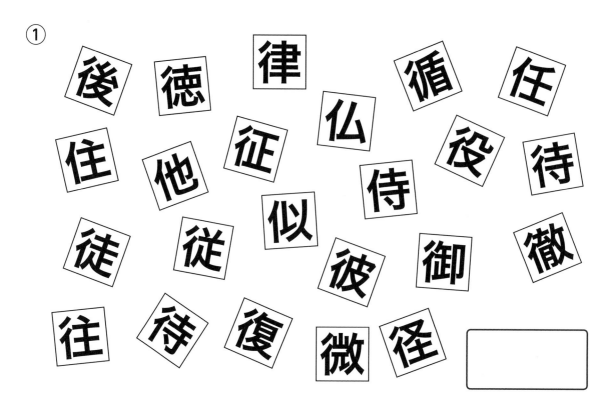

後　徳　律　循　任
住　他　征　仏　役　待
徒　従　似　侍　御　徹
往　待　復　彼　微　径

②

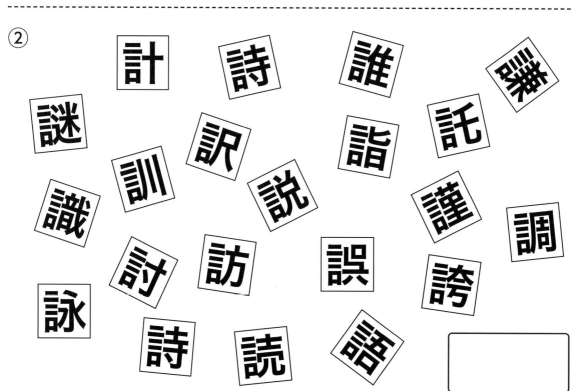

計　詩　誰　兼
謎　訳　詣　託
訓　説　謹　調
識　討　訪　誤　誇
詠　詩　読　語

答え ▶ P.97

時間　分　秒　　正答数　／5

4 熟語でしりとり

●札にある熟語の読みでしりとりをします。しりとりですべての札がつながるように左から読みを書いて並べましょう。

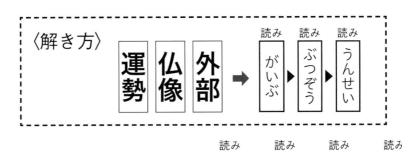

〈解き方〉 運勢　仏像　外部　→　読み がいぶ　▶　読み ぶつぞう　▶　読み うんせい

① 裏庭　曲者　太陽　和食　野山　→　読み　▶　読み　▶　読み　▶　読み　▶　読み

② 満月　食事　蜜蜂　調子　月見　→　読み　▶　読み　▶　読み　▶　読み　▶　読み

③ 荷物　将来　口紅　一服　入試　→　読み　▶　読み　▶　読み　▶　読み　▶　読み

④ 笑顔　旅費　名前　温泉　火花　→　読み　▶　読み　▶　読み　▶　読み　▶　読み

⑤ 先頭　濃度　着物　内気　度胸　→　読み　▶　読み　▶　読み　▶　読み　▶　読み

答え ▶ P.97

5 漢字で読み書き

● ──線部の読みをひらがなで書きましょう。

① 夢から目覚める。　　　〔　　　　　〕〔　　　　　〕

② 彼女は明るい性格だ。　〔　　　　　〕〔　　　　　〕

③ 晴れの舞台に立つ。　　〔　　　　　〕〔　　　　　〕

④ 悲しい映画に涙を流す。〔　　　　　〕〔　　　　　〕

⑤ 元気な声に励まされる。〔　　　　　〕〔　　　　　〕

⑥ 期待で胸が高鳴る。　　〔　　　　　〕〔　　　　　〕

⑦ 痛快な結末の小説。　　〔　　　　　〕〔　　　　　〕

● □に漢字を書きましょう。

①　おん　し　との　さい　かい　を喜ぶ。

②　おだやかな　ひ　び　を　す　ごす。

③　とても　おも　しろ　い出来事。

④　心の　そこ　から　かん　どう　する。

⑤　腹が　へ　っては　いくさ　ができぬ。

答え ▶ P.97

6 ひらがな計算

●計算をして、答えを数字で書きましょう。文字を数字で書いて計算してもOK です。

① じゅうはちたすにじゅうさん ＝

② さんじゅうさんひくにじゅうさん ＝

③ よんじゅうにわるに ＝

④ ろくかけるじゅうきゅう ＝

⑤ さんじゅうろくひくじゅうなな ＝

⑥ じゅうろくわるはち ＝

⑦ にじゅうごたすじゅうご ＝

⑧ ろくかけるさんじゅう ＝

⑨ じゅうさんたすにじゅうきゅう ＝

⑩ さんじゅうはちひくさんじゅうに ＝

⑪ じゅうよんたすごたすじゅうはち ＝

⑫ にじゅうはちわるよんたすじゅうに ＝

⑬ さんじゅうきゅうひくじゅうひくろく ＝

答え ▶ P.98

7 カタカナ語シークワーズ

時間　分　秒　正答数 /17

● リストの言葉をタテ・ヨコ・ナナメの8方向から探して、「ダム」のように線を引きましょう。その後、使わずに残った文字を左上から下へ順につなげて、カタカナ語をつくりましょう。

ポ	ダ	ム	ウ	シ	ル	カ
ケ	ス	ー	ツ	ケ	ー	ス
ー	ガ	ム	ン	ビ	レ	テ
ヤ	ヤ	イ	タ	ス	ッ	ラ
イ	ン	ド	ト	マ	ト	ケ
ラ	ッ	ラ	リ	セ	パ	ッ
ド	ン	タ	ボ	ト	ン	ト

見つけた言葉には☑を入れましょう。

リスト

□カステラ　□パセリ　□カルシウム　□ガム　□タイヤ
□ドライヤー　□スーツケース　□テレビ　□トタン
□トマト　□パン　□インド　□ボタン　□ラケット
□ルーレット　□レストラン

※言葉は右から左、下から上につながることもあります。また、1つの文字を複数の言葉で共有することもあります。

残った文字（カタカナ語）

答え ▶ P.98

8 なぞり書き

●次の漢字をなぞり、読みをひらがなで書きましょう。

① 殿様

〔読み　　　　　　　　　〕

② 幾重

〔読み　　　　　　　　　〕

③ 約束

〔読み　　　　　　　　　〕

④ 指導

〔読み　　　　　　　　　〕

⑤ 蟹

〔読み　　　　　　　　　〕

⑥ 象徴

〔読み　　　　　　　　　〕

⑦ 優秀

〔読み　　　　　　　　　〕

⑧ 同窓

〔読み　　　　　　　　　〕

⑨ 翻訳

〔読み　　　　　　　　　〕

⑩ 依頼

〔読み　　　　　　　　　〕

⑪ 新鮮

〔読み　　　　　　　　　〕

⑫ 屋根裏

〔読み　　　　　　　　　〕

答え ▶ P.98

9 四字熟語パズル

●リストの字をマスにあてはめて、5つの四字熟語をつくりましょう。

①

	気		合
商		開	
草			物
	安	日	
	速		路

①のリスト

吉　食　投
発　道　大
高　　　品
意　　動

②

	体		明
体		時	
	六	時	
付		雷	
高		学	

②のリスト

校　中　和
不　同　等
計　　　正
内　　四

答え▶ P.98

10 対義語探し

●意味が反対の言葉（対義語）をリストの中から選んで書きましょう。

① 自 分 ↔ [　　]　　② 出 口 ↔ [　　]

③ 異 常 ↔ [　　]　　④ 祖 先 ↔ [　　]

⑤ 午 前 ↔ [　　]　　⑥ 長 所 ↔ [　　]

⑦ 除 湿 ↔ [　　]　　⑧ 液 化 ↔ [　　]

⑨ 未 来 ↔ [　　]　　⑩ 和 風 ↔ [　　]

⑪ 直 線 ↔ [　　]　　⑫ 屋 外 ↔ [　　]

⑬ 登 山 ↔ [　　]　　⑭ 敗 者 ↔ [　　]

⑮ 増 加 ↔ [　　]　　⑯ 全 体 ↔ [　　]

リスト

短所	子孫	部分	過去	勝者	曲線
気化	洋風	他人	入口	下山	屋内
午後	減少	正常	加湿		

時間　　分　　秒

難読漢字パズル

●読みに合う漢字を、リストから選んで書きましょう。

① はこだて （北海道） ☐☐ 市　② こうべ （兵庫県） ☐☐ 市

③ ひろさき （青森県） ☐☐ 市　④ あしかが （栃木県） ☐☐ 市

⑤ うしく （茨城県） ☐☐ 市　⑥ なると （徳島県） ☐☐ 市

⑦ あたみ （静岡県） ☐☐ 市　⑧ きのさき （兵庫県豊岡市） ☐☐ 町

⑨ むろらん （北海道） ☐☐ 市　⑩ いつくしま （広島県廿日市市） ☐☐

⑪ いまばり （愛媛県） ☐☐ 市　⑫ いず （静岡県） ☐☐ 市

⑬ はちのへ （青森県） ☐☐ 市　⑭ うずまさ （京都市右京区） ☐☐

リスト

牛	海	函	弘	利	八	厳
久	足	熱	鳴	秦	蘭	城
崎	神	室	太	戸	前	戸
島	今	門	豆	治	伊	館

答え▶ P.98

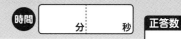

12 違う文字探し

● 違う漢字が１つだけまざっています。それを探して〇で囲みましょう。

①

井 井 井 井 井 井 井 井 井 井
井 井 井 井 井 井 井 井 井 井
井 井 井 井 井 井 井 井 井 井
井 井 井 井 井 井 井 井 井 井
井 井 井 井 井 井 井 井 井 井
井 井 井 井 井 井 井 井 井 井
井 井 井 井 井 井 丼 井 井 井
井 井 井 井 井 井 井 井 井 井

②

旦 旦 旦 旦 旦 旦 旦 旦 旦 旦
旦 旦 旦 旦 旦 旦 旦 旦 旦 旦
旦 旦 旦 旦 旦 旦 旦 旦 旦 旦
旦 旦 旦 旦 旦 旦 旦 旦 旦 旦
旦 旦 旦 旦 旦 旦 旦 旦 旦 旦
旦 旦 旦 亘 旦 旦 旦 旦 旦 旦
旦 旦 旦 旦 旦 旦 旦 旦 旦 旦
旦 旦 旦 旦 旦 旦 旦 旦 旦 旦

答え ▶ P.99

13 ごちゃまぜ計算

●計算をして、答えを数字で書きましょう。文字を数字で書いて計算してもOK です。

① じゅうさん ＋ にじゅういち ＝ ☐

② ジュウハチ ÷ サン ＝ ☐

③ 二十二 － じゅう ＝ ☐

④ ナナ × じゅういち ＝ ☐

⑤ ニジュウゴ ÷ 五 ＝ ☐

⑥ さんじゅうろく ＋ じゅうご ＝ ☐

⑦ 十四 ＋ ゴジュウロク ＝ ☐

⑧ 四十四 ÷ じゅういち ＝ ☐

⑨ サンジュウハチ － じゅうはち ＝ ☐

⑩ はち ＋ 三 ＋ ジュウ ＝ ☐

⑪ じゅうに ÷ 二 ＋ ろく ＝ ☐

⑫ にじゅうさん － じゅう ＋ 五 ＝ ☐

答え ▶ P.99

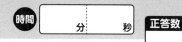
読み方わかる？

● 読みをひらがなで書きましょう。

① 夏至〔　　　　　〕　　② 西瓜〔　　　　　〕

③ 白湯〔　　　　　〕　　④ 納豆〔　　　　　〕

⑤ 茄子〔　　　　　〕　　⑥ 水稲〔　　　　　〕

⑦ 草履〔　　　　　〕　　⑧ 境内〔　　　　　〕

⑨ 浴衣〔　　　　　〕　　⑩ 梅雨〔　　　　　〕

⑪ 牡蠣〔　　　　　〕　　⑫ 時雨〔　　　　　〕

⑬ 清掃〔　　　　　〕　　⑭ 早速〔　　　　　〕

⑮ 蜘蛛〔　　　　　〕　　⑯ 観音〔　　　　　〕

⑰ 薔薇〔　　　　　〕　　⑱ 合点〔　　　　　〕

答え ▶ P.99

15 熟語まちがい探し

●下の「誤」には上と違う字が3か所あります。探して〇で囲みましょう。

間違い
3か所

正

流水	名曲	回答	雪見	安全
名曲	雪見	安全	回答	流水
名曲	安全	雪見	流水	回答
回答	雪見	流水	安全	名曲
雪見	回答	名曲	流水	安全

誤

流水	名曲	回答	雪見	安全
名曲	雪見	安全	回谷	流水
名曲	安会	雪見	流水	回答
回答	雪見	流水	安全	名曲
雪見	回答	名田	流水	安全

答え ▶ P.100

16 類義語探し

●意味が似ている言葉（類義語）をリストの中から選んで書きましょう。

① 著名 =

② 分別 =

③ 的確 =

④ 突然 =

⑤ 努力 =

⑥ 陸地 =

⑦ 当分 =

⑧ 由来 =

⑨ 経験 =

⑩ 美点 =

⑪ 賛成 =

⑫ 意見 =

⑬ 帰郷 =

⑭ 要望 =

⑮ 高額 =

⑯ 職務 =

リスト

長所	起源	同意	任務	帰省	思慮
有名	地面	見解	尽力	高価	不意
体験	当面	要求	正確		

17 文字まちがい探し

●「キャンプ」がテーマのひらがな絵です。この中に、周囲と違うひらがながま
ざっていますので、それを探して○で囲みましょう。

間違い **6か所**

```
ははははははは
ははははははははは
ははははははははは
ははははははははは
ははははははははは
ははははははははは
ははははははははは
はははははははは
はははははは
はははははは
ははははは
はははは
　ききききき
きききききききき
ききききききき
ききききき
```

```
　　　　　　　てててててててててて
　　　ん　　　てててててててててててて
　　んんん　　　てててててててててて
　んんんん　　　てててててひててて
　んんんん　　てててててててててて
　んんんんんん　てててててててててて
　んんんんんん　てててててててててて
　んんん　　　ん　てててててててててて
んんん　とととと　ん　てててててててててて
んんんん　ととと　んんん　てててててててててて
んんんんん　とととと　んんん　てててててててててて
んをんんんん　ととと　んんん　ててててててててててて
```

```
　れれれれ
　れれれれれれ
れれれれれれれれれ
れれれれれれれれれれ
れれれれれれれれれ
れれれれれれれれれ
れれれとれれれれ
　れれれれれれれ
　れれれれれれ
　　すすす
　すすすすす
すすすすすすす
すすすすすすすて
すすすすすすてててててててて
すすすすすすすてててててててて
すすすすすすす
すすすすすすす
いすすすすすすすすす
いいいすすすすすすすすすすすす
いいいいすすすすすすすすすす
いいいすめすすすすすすすすす
いいいいすすすすすすすすすす
いいいいいいいいい　すすすすす
いいい　いいい　すすすす
　　　　　　　すすすす
```

```
　　　　　ひ
　　　　　　ひ
　　　ひ　　　　　　　　ひ
　　ひひひ　　　ひひ　　　ひ
　ひ　ひひひひひひひ　　ひ
ひ　ひひひひひひひひひひ
　ひひひひひひひひひひひひひ
　ひひひひひひひひひひひひひ
　ひひひひひひひひひひひひひひ
　ひひひひ　ひ　ひ　ひひひひひ
ひ　ひむひひ　あ　あ　ひひひひひ
　ひひひひ　ああああああ　ひひひひ
　ひひひひ　ああああ　ひひひひ
　ひひひ　あああああ　ひひ
　　　　ああああああ　ひ
　ろろろろ　　　　　ろろろろろ
　ろろろろろ　　　　ろろろろろろ
　ろろろ　　ろろ　ろろ　ろろろろろ
　ろろろ　ろろろろ　ろろろろるろ
　　　　ろろろろ　ろろろろろ
　　　　　　ろろろろろろ
　　　　　　　ろろろろ
```

答え ▶ P.100

18 四字熟語

● 四字熟語の読みをひらがなで書きましょう。

① 多種多様
（　　　　　　）

② 一朝一夕
（　　　　　　）

③ 少数精鋭
（　　　　　　）

④ 海千山千
（　　　　　　）

⑤ 黄金時代
（　　　　　　）

⑥ 敗者復活
（　　　　　　）

⑦ 南極大陸
（　　　　　　）

⑧ 天下無双
（　　　　　　）

⑨ 楽市楽座
（　　　　　　）

⑩ 二人三脚
（　　　　　　）

⑪ 四角四面
（　　　　　　）

⑫ 心象風景
（　　　　　　）

⑬ 不老長寿
（　　　　　　）

⑭ 古今東西
（　　　　　　）

⑮ 他言無用
（　　　　　　）

⑯ 独立独歩
（　　　　　　）

⑰ 神社仏閣
（　　　　　　）

⑱ 人跡未踏
（　　　　　　）

答え ▶ P.101

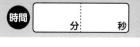
ひらがな計算

●計算をして、答えを数字で書きましょう。文字を数字で書いて計算してもOK です。

① にじゅうにひくきゅう　　＝

② じゅうはちたすにじゅう　　＝

③ よんじゅうさんひくじゅういち　　＝

④ じゅうにかけるろく　　＝

⑤ ななじゅうごひくじゅうご　　＝

⑥ さんじゅういちひくじゅうはち　　＝

⑦ はちたすさんじゅうご　　＝

⑧ にじゅうはちたすじゅういち　　＝

⑨ ごじゅうごひくにじゅうきゅう　　＝

⑩ よんじゅうにひくじゅうよん　　＝

⑪ じゅうよんひくろくたすきゅう　　＝

⑫ ななじゅうごわるごかけるに　　＝

⑬ さんじゅうひくじゅうはちたすきゅう＝

24

答え ▶ P.101

20 なぞり書き

●次の漢字をなぞり、読みをひらがなで書きましょう。

① 鶴
［読み　　　　　　　　　　　］

② 普及
［読み　　　　　　　　　　　］

③ 修了
［読み　　　　　　　　　　　］

④ 懇談会
［読み　　　　　　　　　　　］

⑤ 紅葉
［読み　　　　　　　　　　　］

⑥ 運輸
［読み　　　　　　　　　　　］

⑦ 必勝
［読み　　　　　　　　　　　］

⑧ 南極
［読み　　　　　　　　　　　］

⑨ 複雑
［読み　　　　　　　　　　　］

⑩ 秘密
［読み　　　　　　　　　　　］

⑪ 圏外
［読み　　　　　　　　　　　］

⑫ 競馬
［読み　　　　　　　　　　　］

答え ▶ P.101

21 難読漢字パズル

●読みに合う漢字を、リストから選んで書きましょう。

① イチゴ ▢

② アズキ ▭

③ ギンナン ▭

④ ニンジン ▭

⑤ タマネギ ▭

⑥ キンカン ▭

⑦ カボチャ ▭

⑧ レンコン ▭

⑨ ショウガ ▭

⑩ ユズ ▭

⑪ ミョウガ ▭

⑫ ワサビ ▭

⑬ ビワ ▭

⑭ リンゴ ▭

リスト

山	柑	瓜	銀	葱	根	葵
人	林	蓮	柚	杏	苺	子
枇	南	姜	生	荷	小	檎
杷	参	茗	豆	玉	金	

答え ▶ P.101

22 漢字で読み書き

● ——線部の読みをひらがなで書きましょう。

① 合計額を暗算する。　〔　　　　　〕〔　　　　　〕

② 急用で早退する。　〔　　　　　〕〔　　　　　〕

③ 静かな住宅街。　〔　　　　　〕〔　　　　　〕

④ 背広を新調する。　〔　　　　　〕〔　　　　　〕

⑤ 彼の意見に賛成だ。　〔　　　　　〕〔　　　　　〕

⑥ 巨大なビルが立ち並ぶ。　〔　　　　　〕〔　　　　　〕

⑦ 家族総出で大掃除。　〔　　　　　〕〔　　　　　〕

● □に漢字を書きましょう。

① 長い ［ぎょう｜れつ］ ができる ［にん｜き］ 店。

② 毎朝、［きん｜じょ］ を ［さん｜ぽ］ する。

③ お ［か｜し］ の ［つつ］ みを開ける。

④ 結婚 ［き｜ねん］ 日を ［いわ］ う。

⑤ ［おん｜せん］ に入って ［つか］ れを癒やす。

23 ごちゃまぜ計算

● 計算をして、答えを数字で書きましょう。文字を数字で書いて計算してもOK です。

① じゅうなな － キュウ　　　　　　　 =

② にじゅういち ÷ 七　　　　　　　　 =

③ 二十三 ＋ じゅうよん　　　　　　　 =

④ にじゅうきゅう － ジュウロク　　　 =

⑤ にじゅうに × さん　　　　　　　　 =

⑥ よんじゅうはち ÷ 四　　　　　　　 =

⑦ ニジュウニ ＋ ニジュウハチ　　　　 =

⑧ サンジュウゴ ÷ 五　　　　　　　　 =

⑨ 五十七 － じゅうさん　　　　　　　 =

⑩ 二 × ろく ＋ キュウ　　　　　　　 =

⑪ 十八 ＋ に － じゅういち　　　　　 =

⑫ サンジュウキュウ － 七 － 六　　　 =

月　日

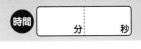

時間　分　秒

正答数　／6

熟語でしりとり

● 札にある熟語の読みでしりとりをします。しりとりですべての札がつながるように左から読みを書いて並べましょう。解き方は9ページです。

① 佃煮　感服　忍耐　空気　季節　➡　読み □ ▶ 読み □ ▶ 読み □ ▶ 読み □ ▶ 読み □

② 伊勢　御用　運営　落語　底力　➡　読み □ ▶ 読み □ ▶ 読み □ ▶ 読み □ ▶ 読み □

③ 地球　会費　草餅　飛脚　氏神　➡　読み □ ▶ 読み □ ▶ 読み □ ▶ 読み □ ▶ 読み □

④ 井戸　毛糸　土間　東西　真夏　➡　読み □ ▶ 読み □ ▶ 読み □ ▶ 読み □ ▶ 読み □

⑤ 星座　島唄　雑誌　浅瀬　宅配　➡　読み □ ▶ 読み □ ▶ 読み □ ▶ 読み □ ▶ 読み □

⑥ 記号　透明　意識　運転　首都　➡　読み □ ▶ 読み □ ▶ 読み □ ▶ 読み □ ▶ 読み □

答え ▶ P.101

読み方わかる？

● 読みをひらがなで書きましょう。

① 出納 [　　　　　　]

② 山羊 [　　　　　　]

③ 出生率 [　　　　　　]

④ 凹凸 [　　　　　　]

⑤ 海浜 [　　　　　　]

⑥ 紫陽花 [　　　　　　]

⑦ 惜敗 [　　　　　　]

⑧ 磁石 [　　　　　　]

⑨ 適宜 [　　　　　　]

⑩ 愛想 [　　　　　　]

⑪ 遵守 [　　　　　　]

⑫ 懸念 [　　　　　　]

⑬ 言質 [　　　　　　]

⑭ 神主 [　　　　　　]

⑮ 由緒 [　　　　　　]

⑯ 屋形船 [　　　　　　]

⑰ 鍛冶 [　　　　　　]

⑱ 奉行 [　　　　　　]

答え ▶ P.102

時間　　分　　秒　　正答数

/15

26 グルメシークワーズ

● リストの言葉をタテ・ヨコ・ナナメの８方向から探して、「はるまき」のように線を引きましょう。その後、使わずに残った文字を上から下へ順につなげて、料理名をつくりましょう。

は	は	る	ま	き	や	ら
ん	ぴ	ざ	き	や	き	す
ば	こ	る	し	ー	と	き
ー	さ	め	す	て	り	ま
ぐ	ら	た	ん	ど	う	ぱ
ん	だ	ぷ	す	ぶ	た	っ
ぱ	ら	ん	ん	ど	つ	か

リスト

見つけた言葉には☑を入れましょう。

□ぴざ（ピザ）　　□すし（寿司）　　□すぶた（酢豚）
□かつどん（かつ丼）　　□かっぱまき（カッパ巻き）
□ぐらたん（グラタン）　　□さらだ（サラダ）
□すきやき（すき焼き）　　□てんぷら（天婦羅）
□うどん　　□はんばーぐ（ハンバーグ）　　□ぱん（パン）
□やきとり（焼き鳥）　　□しるこ（汁粉）

※言葉は右から左、下から上につながることもあります。また、１つの文字を複数の言葉で共有することもあります。

残った文字（料理名）

答え ▶ P.102

27 四字熟語パズル

● リストの字をマスにあてはめて、5つの四字熟語をつくりましょう。

①

大		晩	
聖			子
自		自	
海			行
途		下	

①のリスト

賛　旅　君
車　器　画
人　　　中
成　　　外

②

開		宣	
	義	名	
新		社	
記			見
	業	自	

②のリスト

員　分　得
入　言　者
大　　　会
会　　　自

答え ▶ P.102

28 同じ文字探し

● 同じ文字のペアが1組だけあります。その字を探しましょう。

①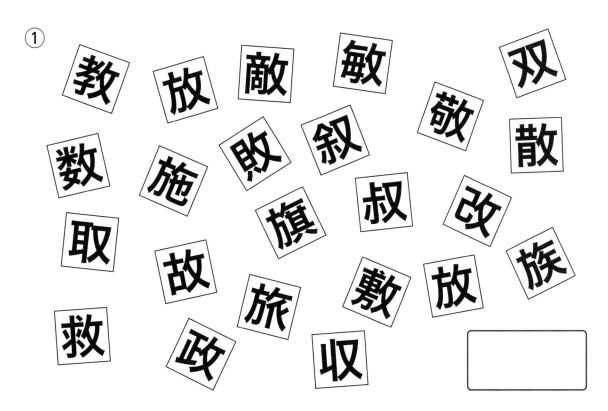

②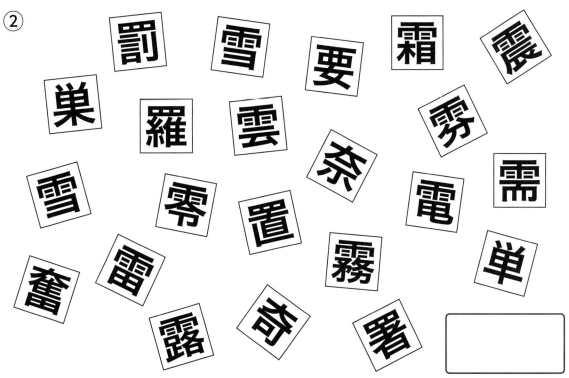

答え ▶ P.102

29 漢字で読み書き

●──線部の読みをひらがなで書きましょう。

① 厳しい暑さが続く。　　　〔　　　　〕〔　　　　〕

② 初恋が実る。　　　　　　〔　　　　〕〔　　　　〕

③ 七夕の短冊を書く。　　　〔　　　　〕〔　　　　〕

④ 愛犬が出産する。　　　　〔　　　　〕〔　　　　〕

⑤ 双子の姉妹。　　　　　　〔　　　　〕〔　　　　〕

⑥ 突然の申し出に戸惑う。　〔　　　　〕〔　　　　〕

⑦ 薄手の生地を縫う。　　　〔　　　　〕〔　　　　〕

●□に漢字を書きましょう。

① 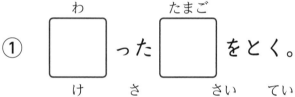 った たまご をとく。

② 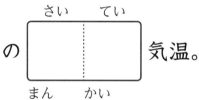 けさ の さいてい 気温。

③ 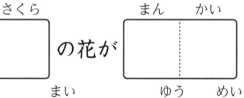 さくら の花が まんかい を迎える。

④ お宮 まい りで ゆうめい な神社。

⑤ 一万円 さつ で代金を 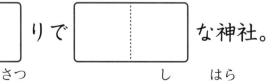 しはら う。

答え ▶ P.103

30 文字まちがい探し

●「イルカショー」がテーマのカタカナ絵です。この中に、周囲と違うカタカナがまざっていますので、それを探して〇で囲みましょう。

間違い **6か所**

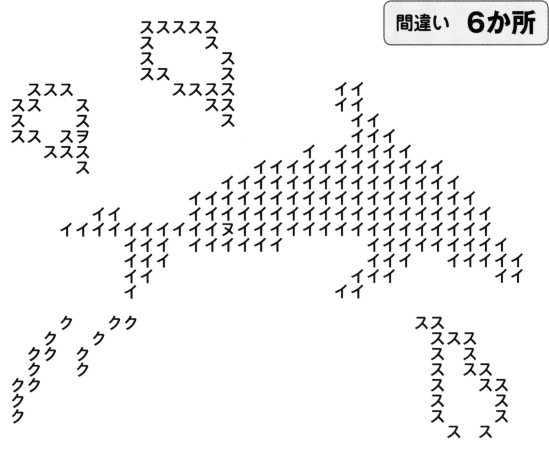

答え ▶ P.103

四字熟語

● 四字熟語の読みをひらがなで書きましょう。

① 一心同体
（　　　　　）

② 連戦連勝
（　　　　　）

③ 台風一過
（　　　　　）

④ 栄枯盛衰
（　　　　　）

⑤ 興味本位
（　　　　　）

⑥ 自由自在
（　　　　　）

⑦ 誠心誠意
（　　　　　）

⑧ 天下無敵
（　　　　　）

⑨ 単純明快
（　　　　　）

⑩ 全身全霊
（　　　　　）

⑪ 残念無念
（　　　　　）

⑫ 一致団結
（　　　　　）

⑬ 豊年満作
（　　　　　）

⑭ 終始一貫
（　　　　　）

⑮ 意思疎通
（　　　　　）

⑯ 一挙両得
（　　　　　）

⑰ 三文小説
（　　　　　）

⑱ 断崖絶壁
（　　　　　）

答え ▶ P.104

32 ひらがな計算

●計算をして、答えを数字で書きましょう。文字を数字で書いて計算してもOK です。

① よんじゅうごひくさんじゅうはち　＝

② さんじゅうにたすにじゅう　＝

③ じゅうななひくきゅう　＝

④ ろくじゅうさんわるさん　＝

⑤ にじゅうにたすさんじゅうさん　＝

⑥ ごじゅうろくわるよん　＝

⑦ じゅうさんひくはちたすじゅうきゅう ＝

⑧ さんじゅうはちたすにじゅうご　＝

⑨ じゅうにかけるじゅう　＝

⑩ よんじゅうはちひくにじゅうに　＝

⑪ よんじゅういちひくにじゅうさんひくご ＝

⑫ にじゅうきゅうたすにたすにじゅうに ＝

⑬ ごじゅうわるじゅうかけるさん　＝

答え ▶ P.104

37

33 読み方わかる？

●読みをひらがなで書きましょう。

① 雲泥 [　　　　　]　　② 折角 [　　　　　]

③ 一切 [　　　　　]　　④ 仮病 [　　　　　]

⑤ 貼付 [　　　　　]　　⑥ 遂行 [　　　　　]

⑦ 留守 [　　　　　]　　⑧ 支度 [　　　　　]

⑨ 出雲 [　　　　　]　　⑩ 絵馬 [　　　　　]

⑪ 呆気 [　　　　　]　　⑫ 土筆 [　　　　　]

⑬ 建立 [　　　　　]　　⑭ 精進 [　　　　　]

⑮ 進捗 [　　　　　]　　⑯ 信仰 [　　　　　]

⑰ 洞窟 [　　　　　]　　⑱ 辟易 [　　　　　]

答え ▶ P.104

時間　　分　　秒　　正答数　／6

34 熟語でしりとり

● 札にある熟語の読みでしりとりをします。しりとりですべての札がつながるよ
うに左から読みを書いて並べましょう。解き方は9ページです。

① 街角　植木　通帳　動物　宝島　➡　読み □ ▶ 読み □ ▶ 読み □ ▶ 読み □ ▶ 読み □

② 木箱　錦絵　小銭　演劇　円陣　➡　読み □ ▶ 読み □ ▶ 読み □ ▶ 読み □ ▶ 読み □

③ 座卓　地図　縁日　口笛　近道　➡　読み □ ▶ 読み □ ▶ 読み □ ▶ 読み □ ▶ 読み □

④ 石像　薄着　時代　口癖　行事　➡　読み □ ▶ 読み □ ▶ 読み □ ▶ 読み □ ▶ 読み □

⑤ 夏山　用途　粒餡　真夏　戸棚　➡　読み □ ▶ 読み □ ▶ 読み □ ▶ 読み □ ▶ 読み □

⑥ 宛先　冒険　靴下　気迫　滝壺　➡　読み □ ▶ 読み □ ▶ 読み □ ▶ 読み □ ▶ 読み □

答え ▶ P.104

35 四字熟語パズル

● リストの字をマスにあてはめて、5つの四字熟語をつくりましょう。

①

馬			風
一			一
	廉		白
期			定
天			縫

①のリスト

間　無　言
限　東　清
句　　　衣
潔　　耳

②

	業	参	
駐			止
唯		無	
身		測	
起			生

②のリスト

二　禁　観
死　体　授
車　　　一
定　　回

答え ▶ P.104

36 なぞり書き

● 次の漢字をなぞり、読みをひらがなで書きましょう。

① 郵便

［読み　　　　　　　］

② 穀物

［読み　　　　　　　］

③ 歳暮

［読み　　　　　　　］

④ 守護

［読み　　　　　　　］

⑤ 譲渡

［読み　　　　　　　］

⑥ 石臼

［読み　　　　　　　］

⑦ 嫌悪

［読み　　　　　　　］

⑧ 義務

［読み　　　　　　　］

⑨ 募集

［読み　　　　　　　］

⑩ 収穫

［読み　　　　　　　］

⑪ 掲載

［読み　　　　　　　］

⑫ 漁獲量

［読み　　　　　　　］

答え ▶ P.104

●計算をして、答えを数字で書きましょう。文字を数字で書いて計算してもOK
です。

① さんじゅうろく ÷ じゅうに ＝ [　　]

② ニジュウロク ＋ ジュウサン ＝ [　　]

③ 四十四 ＋ さんじゅうご ＝ [　　]

④ ゴジュウキュウ － じゅうさん ＝ [　　]

⑤ じゅういち ＋ 十二 － ハチ ＝ [　　]

⑥ ゴジュウハチ ＋ にじゅうに ＝ [　　]

⑦ 五十四 － じゅうはち ＝ [　　]

⑧ ごじゅういち ＋ 三十七 ＝ [　　]

⑨ 五十七 － にじゅうよん ＝ [　　]

⑩ にじゅうさん ＋ 十四 － 十九 ＝ [　　]

⑪ 十一 × に ＋ ジュウイチ ＝ [　　]

⑫ ろくじゅうろく － 十二 ＋ 十四 ＝ [　　]

38 漢字で読み書き

●――線部の読みをひらがなで書きましょう。

① 好物の最中を食べる。　〔　　　　〕〔　　　　〕

② 扇風機の前で涼む。　〔　　　　〕〔　　　　〕

③ 駐車場に車を停める。　〔　　　　〕〔　　　　〕

④ 気持ちが態度に表れる。　〔　　　　〕〔　　　　〕

⑤ 風に舞う羽毛。　〔　　　　〕〔　　　　〕

⑥ これは貴重な絵画だ。　〔　　　　〕〔　　　　〕

⑦ 慌てて走り去る。　〔　　　　〕〔　　　　〕

●□に漢字を書きましょう。

① ┌ちょう　し┐ のよい ┌へん　じ┐ 。

② ┌まん　てん┐ の ┌ほし┐ 。

③ 老舗 ┌りょ　かん┐ に ┌しゅく　はく┐ する。

④ 毎日、┌と　ほ┐ で ┌つう　きん┐ している。

⑤ ┌じゅん　ばん┐ に ┌こう　たい┐ する。

答え▶P.105

39 難読漢字パズル

● 読みに合う漢字を、リストから選んで書きましょう。

① すし

② そうめん

③ ギョーザ

④ そば

⑤ たくあん

⑥ シューマイ

⑦ ビーフン

⑧ あなご

⑨ まんじゅう

⑩ チャーシュー

⑪ うなぎ

⑫ チャーハン

⑬ のり

⑭ とびうお

リスト

米	焼	素	頭	沢	魚	飯
鰻	寿	炒	子	叉	穴	饅
苔	焼	司	庵	餃	海	蕎
売	麦	粉	麺	飛	子	

文字まちがい探し

●「凧揚げ」がテーマのひらがな絵です。この中に、周囲と違うひらがながまざっていますので、それを探して○で囲みましょう。

間違い 6か所

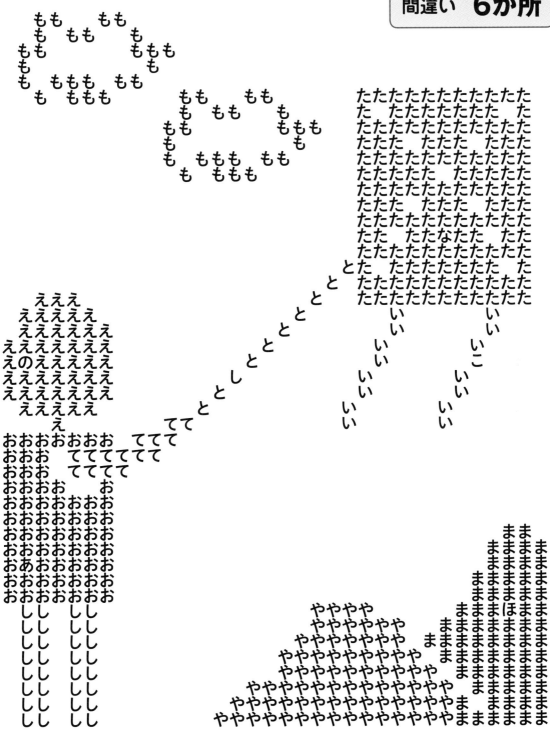

類義語探し

● 意味が似ている言葉（類義語）をリストの中から選んで書きましょう。

① 秘 密 ＝ ☐　　② 欠 点 ＝ ☐

③ 達 成 ＝ ☐　　④ 互 角 ＝ ☐

⑤ 精 読 ＝ ☐　　⑥ 釈 明 ＝ ☐

⑦ 終 了 ＝ ☐　　⑧ 増 加 ＝ ☐

⑨ 経 緯 ＝ ☐　　⑩ 注 意 ＝ ☐

⑪ 気 質 ＝ ☐　　⑫ 仲 間 ＝ ☐

⑬ 清 掃 ＝ ☐　　⑭ 納 得 ＝ ☐

⑮ 活 発 ＝ ☐　　⑯ 俊 敏 ＝ ☐

リスト

同等　　短所　　内密　　熟読　　成就　　過程

機敏　　増殖　　完了　　弁解　　快活　　性格

用心　　掃除　　友人　　合意

42 読み方わかる？

● 読みをひらがなで書きましょう。

① 日和 [　　　　　]　　② 読点 [　　　　　]

③ 秋刀魚 [　　　　　]　　④ 煎茶 [　　　　　]

⑤ 礼賛 [　　　　　]　　⑥ 易者 [　　　　　]

⑦ 供物 [　　　　　]　　⑧ 出鱈目 [　　　　　]

⑨ 風情 [　　　　　]　　⑩ 紺碧 [　　　　　]

⑪ 未曽有 [　　　　　]　　⑫ 冬至 [　　　　　]

⑬ 四方山 [　　　　　]　　⑭ 珊瑚 [　　　　　]

⑮ 機嫌 [　　　　　]　　⑯ 情緒 [　　　　　]

⑰ 恣意 [　　　　　]　　⑱ 五月雨 [　　　　　]

答え ▶ P.106

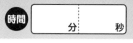

43 同じ文字探し

時間　分　秒　正答数 ／2

● 同じ文字のペアが1組だけあります。その字を探しましょう。

①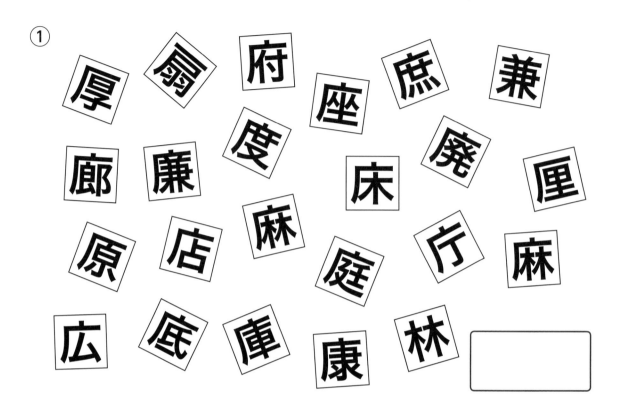

②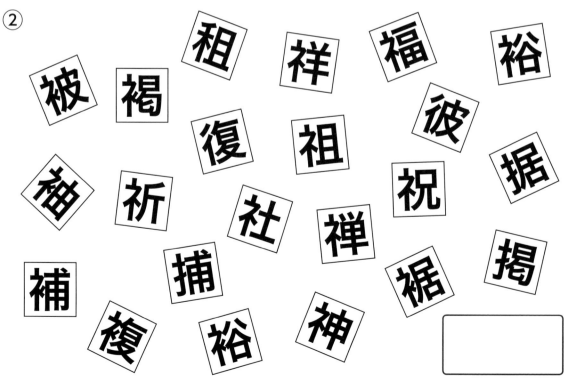

答え ▶ P.106

時間　　分　秒

正答数 /18

44 四字熟語

● 四字熟語の読みをひらがなで書きましょう。

① 大型連休
(　　　　　　　　)

② 高山植物
(　　　　　　　　)

③ 全力投球
(　　　　　　　　)

④ 三者三様
(　　　　　　　　)

⑤ 代表選手
(　　　　　　　　)

⑥ 博学多才
(　　　　　　　　)

⑦ 主義主張
(　　　　　　　　)

⑧ 不眠不休
(　　　　　　　　)

⑨ 有言実行
(　　　　　　　　)

⑩ 快刀乱麻
(　　　　　　　　)

⑪ 失礼千万
(　　　　　　　　)

⑫ 一念発起
(　　　　　　　　)

⑬ 順風満帆
(　　　　　　　　)

⑭ 連帯責任
(　　　　　　　　)

⑮ 前途多難
(　　　　　　　　)

⑯ 波及効果
(　　　　　　　　)

⑰ 唐草模様
(　　　　　　　　)

⑱ 粒粒辛苦
(　　　　　　　　)

答え ▶ P.107

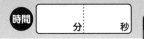

45 ひらがな計算

●計算をして、答えを数字で書きましょう。文字を数字で書いて計算してもOK です。

① ごじゅうきゅうひくよん =

② はちじゅういちわるきゅう =

③ ろくじゅうろくたすさんじゅう =

④ にじゅうにかけるさん =

⑤ ごじゅうよんたすごじゅうに =

⑥ ろくじゅうわるよん =

⑦ ななじゅうにたすさんじゅうご =

⑧ よんじゅういちひくじゅうさんたすに =

⑨ ろくじゅうきゅうひくろくじゅうに =

⑩ にじゅうにわるじゅういち =

⑪ ごかけるごひくじゅうご =

⑫ さんじゅうわるさんかけるじゅう =

⑬ にじゅうななわるさんひくはち =

答え ▶ P.107

46 違う文字探し

月　　日

時間　　分　　秒

正答数　／2

● 違う漢字が1つだけまざっています。それを探して〇で囲みましょう。

①

②

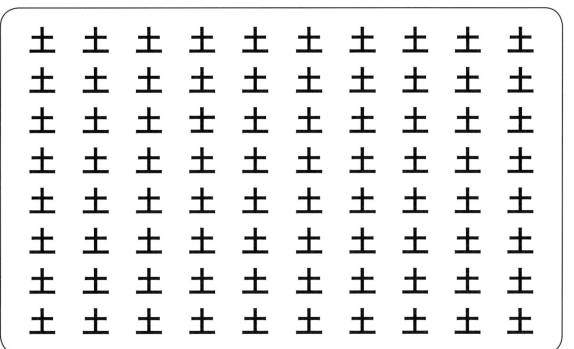

答え ▶ P.107

47 歴史人物シークワーズ

●リストの言葉をタテ・ヨコ・ナナメの8方向から探して、「一休」のように線を引きましょう。その後、使わずに残った文字を上から下へ順につなげて、人物名をつくりましょう。

三	島	由	紀	夫	伊	小
達	崎	ト	イ	ロ	フ	野
加	藤	清	正	一	長	妹
山	村	暮	鳥	ポ	信	子
ス	ブ	ン	ロ	コ	田	馬
休	利	千	ダ	ル	織	我
一	政	姫	ン	マ	宗	蘇

見つけた言葉には☑を入れましょう。

リスト

□小野妹子　　□織田信長　　□加藤清正　　□コロンブス

□島崎藤村　　□千利休　　□マルコポーロ　　□千姫

□蘇我馬子　　□フロイト　　□三島由紀夫　　□山村暮鳥

□ロダン

※言葉は右から左、下から上につながることもあります。また、1つの文字を複数の言葉で共有することもあります。

残った文字（人物名）

答え ▶ P.108

48 熟語でしりとり

● 札にある熟語の読みでしりとりをします。しりとりですべての札がつながるように左から読みを書いて並べましょう。解き方は9ページです。

① 緯度　風味　花束　未来　幕府　➡ 読み▶読み▶読み▶読み▶読み

② 釜飯　海亀　名言　柔道　食事　➡ 読み▶読み▶読み▶読み▶読み

③ 名人　活気　帰国　黒豆　演歌　➡ 読み▶読み▶読み▶読み▶読み

④ 快適　屋根　馬車　急須　砂場　➡ 読み▶読み▶読み▶読み▶読み

⑤ 均等　玄米　空席　面影　飲食　➡ 読み▶読み▶読み▶読み▶読み

⑥ 読書　渋柿　様子　鈴虫　鮮度　➡ 読み▶読み▶読み▶読み▶読み

答え ▶ P.108

49 漢字で読み書き

● ——線部の読みをひらがなで書きましょう。

① 娘の卒業を祝う。　〔　　　　　〕〔　　　　　〕

② 緑色の公衆電話。　〔　　　　　〕〔　　　　　〕

③ 壊れた眼鏡を修理する。　〔　　　　　〕〔　　　　　〕

④ 甘いものを欲しがる。　〔　　　　　〕〔　　　　　〕

⑤ 逆転すれば優勝だ。　〔　　　　　〕〔　　　　　〕

⑥ 大根を鍋で煮る。　〔　　　　　〕〔　　　　　〕

⑦ 洗濯物を干す。　〔　　　　　〕〔　　　　　〕

● □に漢字を書きましょう。

① 　でん　とう　的なお　まつ　り。

② ラジオ　たい　そう　が　にっ　か　だ。

③ 高校　にゅう　し　に　ごう　かく　する。

④ 急いで　へ　や　を　かた　づ　ける。

⑤ 　よ　ゆう　を持って　しゅっ　ぱつ　する。

54

答え ▶ P.108

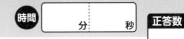

50 ごちゃまぜ計算

●計算をして、答えを数字で書きましょう。文字を数字で書いて計算してもOK
　です。

① ヨンジュウ ＋ サンジュウサン　＝ [　　　]

② さんじゅうはち × 二　＝ [　　　]

③ 五十四 － にじゅうはち　＝ [　　　]

④ ヨンジュウハチ ÷ ろく　＝ [　　　]

⑤ よんじゅういち ＋ さんじゅういち ＝ [　　　]

⑥ ニジュウキュウ ＋ 五十五　＝ [　　　]

⑦ ジュウゴ × サン　＝ [　　　]

⑧ さんじゅうきゅう － 二十五　＝ [　　　]

⑨ 五十八 ＋ さんじゅうに　＝ [　　　]

⑩ きゅう × 十 ＋ にじゅうろく　＝ [　　　]

⑪ ハチジュウハチ ÷ に － 31　＝ [　　　]

⑫ 八 × はち ＋ ごじゅうろく　＝ [　　　]

51 熟語まちがい探し

●下の「誤」には上と違う字が6か所あります。探して〇で囲みましょう。

間違い
6か所

正

兄弟	便利	創刊	自宅	市場
自宅	創刊	便利	市場	兄弟
便利	市場	自宅	兄弟	創刊
創刊	兄弟	市場	便利	自宅
兄弟	自宅	便利	市場	創刊

誤

兄弟	便利	創刊	自宅	市場
自完	創刊	便利	市場	克弟
便利	市場	自宅	兄第	創刊
剣刊	兄弟	布場	便利	自宅
兄弟	自宅	便利	市場	創形

答え ▶ P.109

読み方わかる？

● 読みをひらがなで書きましょう。

① 神楽 [　　　　　]　　② 次第 [　　　　　]

③ 献立 [　　　　　]　　④ 拍子 [　　　　　]

⑤ 弟子 [　　　　　]　　⑥ 象牙 [　　　　　]

⑦ 金木犀 [　　　　　]　⑧ 達磨 [　　　　　]

⑨ 反物 [　　　　　]　　⑩ 相殺 [　　　　　]

⑪ 時化 [　　　　　]　　⑫ 吹雪 [　　　　　]

⑬ 土産 [　　　　　]　　⑭ 手綱 [　　　　　]

⑮ 師走 [　　　　　]　　⑯ 足袋 [　　　　　]

⑰ 檸檬 [　　　　　]　　⑱ 行脚 [　　　　　]

答え ▶ P.109

53 文字まちがい探し

●「ダンス」がテーマのカタカナ絵です。この中に、周囲と違うカタカナがまざっ
ていますので、それを探して〇で囲みましょう。

間違い　**6か所**

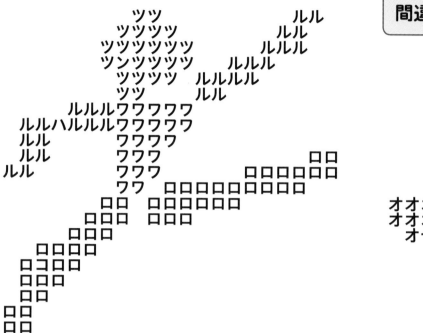

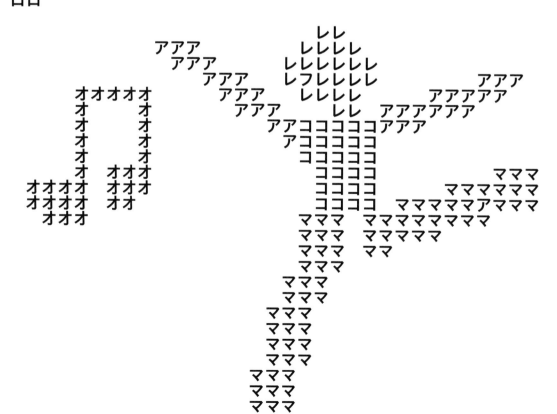

答え ▶ P.109

54 難読漢字パズル

●読みに合う漢字を、リストから選んで書きましょう。

① ゆくえ

② さいふ

③ なこうど

④ へた

⑤ おじ

⑥ おば

⑦ たち

⑧ れんらく

⑨ こがね

⑩ てんじょう

⑪ きのう

⑫ へいぼん

⑬ ずいぶん

⑭ すもう

---- リスト ----

黄	行	布	仲	井	分	手
刀	伯	撲	父	叔	日	平
方	財	母	太	絡	金	下
天	凡	随	連	相	昨	人

答え ▶ P.110

59

55 四字熟語

● 四字熟語の読みをひらがなで書きましょう。

① 準備万端
（　　　　　　　）

② 一日一善
（　　　　　　　）

③ 掃除当番
（　　　　　　　）

④ 正当防衛
（　　　　　　　）

⑤ 回転木馬
（　　　　　　　）

⑥ 新進気鋭
（　　　　　　　）

⑦ 急転直下
（　　　　　　　）

⑧ 正真正銘
（　　　　　　　）

⑨ 紳士淑女
（　　　　　　　）

⑩ 合縁奇縁
（　　　　　　　）

⑪ 既成事実
（　　　　　　　）

⑫ 月下氷人
（　　　　　　　）

⑬ 青息吐息
（　　　　　　　）

⑭ 笑止千万
（　　　　　　　）

⑮ 初志貫徹
（　　　　　　　）

⑯ 一蓮托生
（　　　　　　　）

⑰ 大願成就
（　　　　　　　）

⑱ 荒唐無稽
（　　　　　　　）

答え ▶ P.110

56 熟語でしりとり

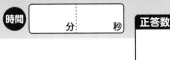

● 札にある熟語の読みでしりとりをします。しりとりですべての札がつながるように左から読みを書いて並べましょう。解き方は9ページです。

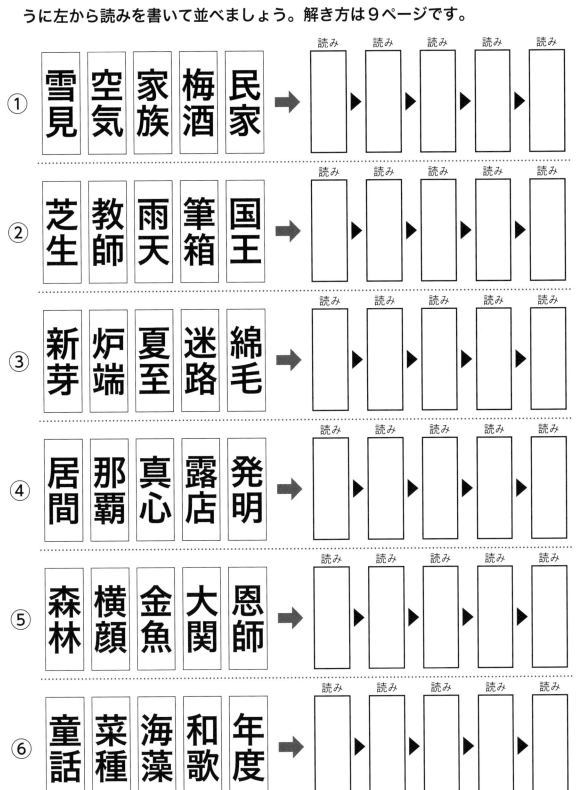

① 雪見　空気　家族　梅酒　民家　➡　読み　▶　読み　▶　読み　▶　読み　▶　読み

② 芝生　教師　雨天　筆箱　国王　➡　読み　▶　読み　▶　読み　▶　読み　▶　読み

③ 新芽　炉端　夏至　迷路　綿毛　➡　読み　▶　読み　▶　読み　▶　読み　▶　読み

④ 居間　那覇　真心　露店　発明　➡　読み　▶　読み　▶　読み　▶　読み　▶　読み

⑤ 森林　横顔　金魚　大関　恩師　➡　読み　▶　読み　▶　読み　▶　読み　▶　読み

⑥ 童話　菜種　海藻　和歌　年度　➡　読み　▶　読み　▶　読み　▶　読み　▶　読み

答え ▶ P.110

漢字で読み書き

●——線部の読みをひらがなで書きましょう。

① 自分の好みで選ぶ。　　　　　〔　　　　　〕〔　　　　　〕

② 体勢を整える。　　　　　　　〔　　　　　〕〔　　　　　〕

③ 暗証番号を正確に覚える。〔　　　　　〕〔　　　　　〕

④ 上司に電話を取り次ぐ。　　〔　　　　　〕〔　　　　　〕

⑤ 腹を抱えて笑う。　　　　　　〔　　　　　〕〔　　　　　〕

⑥ 新製品を購入する。　　　　　〔　　　　　〕〔　　　　　〕

⑦ 願いを叶える。　　　　　　　〔　　　　　〕〔　　　　　〕

●□に漢字を書きましょう。

① 漢字　[じ | てん]　で　[かく | すう]　を調べる。

② 食後に　[は]　を　[みが]　く。

③ [しゅ | と]　東京の　[じん | こう]　が増える。

④ [むね]　いっぱいに息を　[す]　う。

⑤ [なか | ま]　と　[かた]　り合う。

58 ひらがな計算

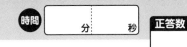

時間 　分 　秒　 正答数 　／13

● 計算をして、答えを数字で書きましょう。文字を数字で書いて計算してもOK
です。

① ろくじゅうろくたすごじゅう ＝

② よんじゅうよんひくじゅうさん ＝

③ はちじゅうはちわるはち ＝

④ ななかけるじゅういち ＝

⑤ ごじゅうきゅうたすごじゅうに ＝

⑥ ななじゅうごひくきゅう ＝

⑦ ごじゅうごたすよんじゅうろく ＝

⑧ はちじゅうさんひくさんじゅう ＝

⑨ じゅうかけるさんじゅう ＝

⑩ ななじゅうにわるはち ＝

⑪ ごかけるろくたすじゅうご ＝

⑫ きゅうじゅうにひくじゅうよん ＝

⑬ じゅうはちわるにかけるよんじゅう ＝

答え ▶ P.110

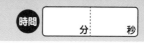

月　日　　時間　　分　秒　正答数 /2

●同じ文字のペアが1組だけあります。その字を探しましょう。

①
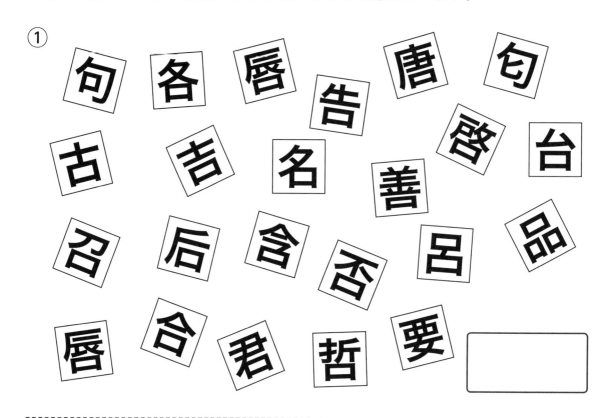

句　各　唇　唐　匂
古　吉　名　啓　台
召　后　含　善　呂　品
唇　合　君　哲　要

②
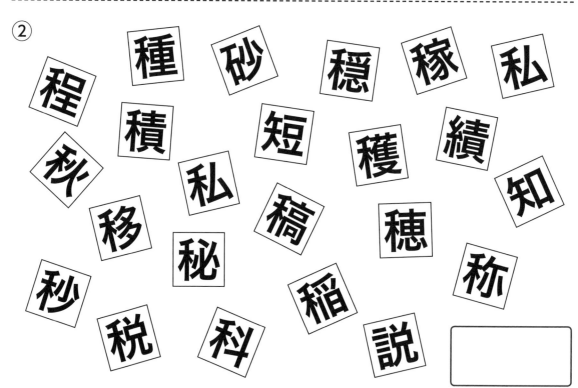

種　砂　穏　稼　私
程　積　短　穫　績
秋　私　知
移　稿　穂
秒　秘　稲　称
税　科　説

答え ▶ P.111

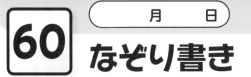
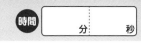
60 なぞり書き

●次の漢字をなぞり、読みをひらがなで書きましょう。

① 承知

読み [　　　　　　　　　]

② 概念

読み [　　　　　　　　　]

③ 曖昧

読み [　　　　　　　　　]

④ 微細

読み [　　　　　　　　　]

⑤ 奮闘

読み [　　　　　　　　　]

⑥ 観賞

読み [　　　　　　　　　]

⑦ 民衆

読み [　　　　　　　　　]

⑧ 褒美

読み [　　　　　　　　　]

⑨ 兼任

読み [　　　　　　　　　]

⑩ 懸命

読み [　　　　　　　　　]

⑪ 伴侶

読み [　　　　　　　　　]

⑫ 便箋

読み [　　　　　　　　　]

答え ▶ P.111

類義語探し

● 意味が似ている言葉（類義語）をリストの中から選んで書きましょう。

① 決 意 = 〔　　〕　② 明 細 = 〔　　〕

③ 方 法 = 〔　　〕　④ 進 歩 = 〔　　〕

⑤ 未 来 = 〔　　〕　⑥ 昨 年 = 〔　　〕

⑦ 不 安 = 〔　　〕　⑧ 脚 本 = 〔　　〕

⑨ 気 候 = 〔　　〕　⑩ 部 分 = 〔　　〕

⑪ 指 令 = 〔　　〕　⑫ 朗 報 = 〔　　〕

⑬ 真 剣 = 〔　　〕　⑭ 信 頼 = 〔　　〕

⑮ 用 意 = 〔　　〕　⑯ 刊 行 = 〔　　〕

リスト

準備	去年	吉報	内訳	命令	信用
本気	天気	覚悟	台本	将来	心配
手段	一部	出版	向上		

62 四字熟語パズル

● リストの字をマスにあてはめて、5つの四字熟語をつくりましょう。

①

道	府		
	量		産
謹			年
三			談
	途		洋

①のリスト

者　賀　大
洋　前　県
都　　　面
生　　新

②

合			額
	年		昔
選			誓
	柔		断
先			勝

②のリスト

不　一　優
宣　必　手
　　計　手
金　　　十

答え ▶ P.111

63 違う文字探し

● 違う漢字が1つだけまざっています。それを探して○で囲みましょう。

①

万 万 万 万 万 万 万 万 万 万
万 万 万 万 万 万 万 万 万 万
万 万 万 万 万 万 万 万 万 万
万 万 万 万 万 万 万 万 万 万
万 万 万 万 万 万 万 万 万 万
万 万 万 万 万 万 万 万 万 万
万 万 万 万 万 **方** 万 万 万 万
万 万 万 万 万 万 万 万 万 万

②

治 治 治 治 治 治 治 治 治 治
治 治 治 治 治 治 治 治 治 治
治 治 治 治 治 治 治 治 治 治
治 治 治 治 治 治 **浴** 治 治 治
治 治 治 治 治 治 治 治 治 治
治 治 治 治 治 治 治 治 治 治
治 治 治 治 治 治 治 治 治 治
治 治 治 治 治 治 治 治 治 治

答え ▶ P.112

64 ごちゃまぜ計算

●計算をして、答えを数字で書きましょう。文字を数字で書いて計算してもOK です。

① 五十五 － ジュウキュウ ＝ ☐

② ろくじゅうはち ＋ 十三 ＝ ☐

③ 十七 × ジュウサン ＝ ☐

④ ななじゅうに ÷ よん ＝ ☐

⑤ ゴジュウサン ＋ さんじゅうろく ＝ ☐

⑥ にじゅうに × 七 ＝ ☐

⑦ ハチジュウサン － 二十六 ＝ ☐

⑧ 七十一 － ろくじゅういち ＝ ☐

⑨ さんじゅうろく ÷ 九 ＝ ☐

⑩ 四十四 ÷ に ＋ 二十八 ＝ ☐

⑪ ハチジュウハチ － 二十五 ＋ 六十 ＝ ☐

⑫ ナナ × 七 ＋ よんじゅうご ＝ ☐

答え ▶ P.112

65 文字まちがい探し

●「散歩」がテーマのひらがな絵です。この中に、周囲と違うひらがながまざっていますので、それを探して○で囲みましょう。

間違い **7か所**

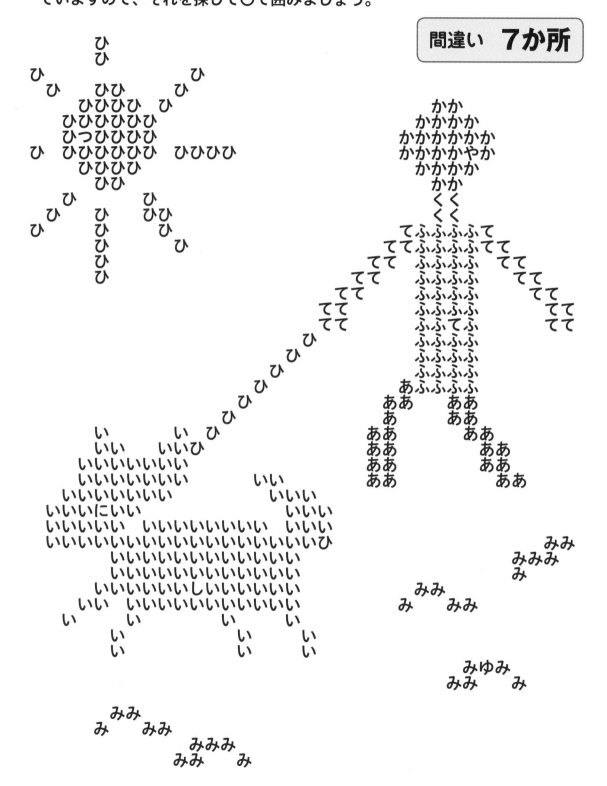

答え ▶ P.113

66 対義語探し

● 意味が反対の言葉（対義語）をリストの中から選んで書きましょう。

① 大 人 ⬌ [　　]

② 東 洋 ⬌ [　　]

③ 特 別 ⬌ [　　]

④ 最 初 ⬌ [　　]

⑤ 開 園 ⬌ [　　]

⑥ 期 待 ⬌ [　　]

⑦ 起 立 ⬌ [　　]

⑧ 反 対 ⬌ [　　]

⑨ 上 手 ⬌ [　　]

⑩ 直 面 ⬌ [　　]

⑪ 人 工 ⬌ [　　]

⑫ 有 料 ⬌ [　　]

⑬ 退 化 ⬌ [　　]

⑭ 有 利 ⬌ [　　]

⑮ 複 雑 ⬌ [　　]

⑯ 裏 面 ⬌ [　　]

リスト

賛成	最後	自然	進化	不利	下手
西洋	無料	子供	着席	閉園	表面
回避	普通	失望	単純		

漢字で読み書き

●——線部の読みをひらがなで書きましょう。

① 映画を鑑賞する。　〔　　　　〕〔　　　　〕

② 温かい表情。　〔　　　　〕〔　　　　〕

③ 精一杯努める。　〔　　　　〕〔　　　　〕

④ 合唱の声が響く。　〔　　　　〕〔　　　　〕

⑤ 爽やかな雰囲気。　〔　　　　〕〔　　　　〕

⑥ 新しい方法を試みる。　〔　　　　〕〔　　　　〕

⑦ 選手を拍手で迎える。　〔　　　　〕〔　　　　〕

●□に漢字を書きましょう。

① ［もんだい］を［と］く。

② ［ぜったいぜつめい］の［きき］。

③ ［しゅしょう］の所信表明［えんぜつ］。

④ ［しゃりん］が［かいてん］する。

⑤ ［とうだい］下［くら］し

68 学校シークワーズ

● リストの言葉をタテ・ヨコ・ナナメの８方向から探して、「うわばき」のように線を引きましょう。その後、使わずに残った文字を左上から下へ順につなげて、物の名前をつくりましょう。

え	ょ	し	か	う	ょ	き
う	と	び	ば	こ	ー	じ
わ	つ	く	え	く	か	ょ
ば	と	ー	ん	ば	っ	う
き	け	ょ	い	ん	ろ	ぎ
ぴ	い	ち	す	つ	ん	ほ
げ	た	ば	こ	う	て	い

リスト

見つけた言葉には☑を入れましょう。

□いす（椅子）　　□ろっかー（ロッカー）　　□ほん（本）
□げたばこ（下駄箱）　　□こくばん（黒板）　　□つくえ（机）
□きょうかしょ（教科書）　　□とけい（時計）
□ちょーく（チョーク）　　□とびばこ（跳び箱）
□じょうぎ（定規）　　□こうてい（校庭）

※言葉は右から左、下から上につながることもあります。また、１つの文字を複数の言葉で共有することもあります。

残った文字（物の名前）

答え ▶ P.114

73

69 熟語でしりとり

● 札にある熟語の読みでしりとりをします。しりとりですべての札がつながるように左から読みを書いて並べましょう。解き方は9ページです。

① 子馬　感謝　丸太　書庫　単価　➡ 読み▢ ▶ 読み▢ ▶ 読み▢ ▶ 読み▢ ▶ 読み▢

② 追加　彫刻　君主　各地　好物　➡ 読み▢ ▶ 読み▢ ▶ 読み▢ ▶ 読み▢ ▶ 読み▢

③ 夜店　一瞬　免許　世界　初夢　➡ 読み▢ ▶ 読み▢ ▶ 読み▢ ▶ 読み▢ ▶ 読み▢

④ 午後　色彩　乙女　囲碁　目印　➡ 読み▢ ▶ 読み▢ ▶ 読み▢ ▶ 読み▢ ▶ 読み▢

⑤ 恋人　雅楽　年上　栄華　汁粉　➡ 読み▢ ▶ 読み▢ ▶ 読み▢ ▶ 読み▢ ▶ 読み▢

⑥ 築山　知恵　抹茶　煙突　一致　➡ 読み▢ ▶ 読み▢ ▶ 読み▢ ▶ 読み▢ ▶ 読み▢

答え ▶ P.114

70 難読漢字パズル

● 読みに合う漢字を、リストから選んで書きましょう。

① あきさめ

② うちゅう

③ はごろも

④ ふとん

⑤ しょうりゃく

⑥ つまさき

⑦ はかせ

⑧ しょうじき

⑨ ふたば

⑩ ふんぱつ

⑪ いんかん

⑫ もんどう

⑬ いなほ

⑭ こかげ

リスト

答	直	双	衣	奮	布	博
爪	先	宙	士	印	正	秋
団	雨	稲	陰	宇	羽	穂
略	木	葉	発	省	鑑	問

答え ▶ P.114

月　日

時間　分　秒

正答数 /18

●四字熟語の読みをひらがなで書きましょう。

① 百科事典
（　　　　　　）

② 家庭教師
（　　　　　　）

③ 全校生徒
（　　　　　　）

④ 一病息災
（　　　　　　）

⑤ 創意工夫
（　　　　　　）

⑥ 義理人情
（　　　　　　）

⑦ 夏期休暇
（　　　　　　）

⑧ 粉骨砕身
（　　　　　　）

⑨ 鯨飲馬食
（　　　　　　）

⑩ 心頭滅却
（　　　　　　）

⑪ 医食同源
（　　　　　　）

⑫ 三拝九拝
（　　　　　　）

⑬ 画竜点睛
（　　　　　　）

⑭ 金科玉条
（　　　　　　）

⑮ 猪突猛進
（　　　　　　）

⑯ 無味乾燥
（　　　　　　）

⑰ 子孫繁栄
（　　　　　　）

⑱ 叱咤激励
（　　　　　　）

答え ▶ P.114

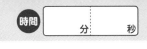

72 ひらがな計算

●計算をして、答えを数字で書きましょう。文字を数字で書いて計算してもOK です。

① ごじゅうよんひくはち 　　　　　　　＝

② はちじゅうごたすなな 　　　　　　　＝

③ ろくじゅうよんわるさんじゅうに 　　＝

④ じゅうななたすよんじゅういち 　　　＝

⑤ さんじゅうななたすろくじゅうろく 　＝

⑥ ろくじゅうろくひくにじゅうに 　　　＝

⑦ にじゅういちたすよんじゅうご 　　　＝

⑧ きゅうじゅうたすじゅうきゅう 　　　＝

⑨ ななじゅうななひくろくじゅうきゅう ＝

⑩ ろくじゅうななたすごじゅうなな 　　＝

⑪ じゅうかけるじゅうひくきゅうじゅうに ＝

⑫ ろくじゅうはちひくにじゅうごたすご ＝

⑬ じゅうさんひくさんたすにじゅう 　　＝

答え ▶ P.114

73 文字まちがい探し

●「うさぎの月見」がテーマのカタカナ絵です。この中に、周囲と違うカタカナ
　がまざっていますので、それを探して○で囲みましょう。

間違い　7か所

```
                                            ツツツツ
  ＝    ＝                             ツツツツツツ
 ＝ ＝ ＝ ＝                 ククククククク   ツツツツツツ
   ＝ ＝ ＝                 ククククククク        ツツツツ
      ＝                       ククククク        ツツツツツ
                              ククククク       ツツツツツツ
                      ツツ                    ツツツツツツ
                   ツツツツツツツツツツツツツツツツツツツツツ
                 ツツツツツツツツツツツツツツツツツツツツツツ
                 ツツツツツツツツツツツツツツツツツツツツツツ
      タ       タ  ツツツツツツツツツツツツツツツツツツツツ
    タ タ ク  タタ タ  ツツツツツツツツツツツツツツツツツツ
    タ   タ タタ  タ   ツツツツツツツツツツツツツツツツ
      タ     タ      ノツツツツツ                        ツツ
                   ツツツツツ   ススススススス        ツ
                      ツツツツ   スススススススス
                        ツツツ   ススススススス
                         ツ    ススス    スススススススス
                              スススス    ススススススススミス
                              スススススススススス
```

```
    ケ      ケ
  ケ   ケ ケ                           ホホ
  ケ   ケ ケ                            ホホ
  ケ   ケ ケ                         ホホホ
  ケ   ケ ケ                 ホホ    ホ  ホ
  ケ   ケ ケ               ホ  ホ  ハ ホ               ホホ
    ケ ケ ケ                ホ  ホ    ホ               ホホホ
  ヤヤヤヤ ヤ               ホホ   ホホ  ホ            ホホホ
 ヤヤヤヤヤ ヤ  ムム     ムム      ホホ ホホ             ホ ホホホ
 ヤヤヤヤヤ ヤ  ム      ムム        ホホホ    ホ     ホホホ
 ヤヤヤヤヤ ヤ  ム      ム            ホホホ    ホ     ホホホ
 ヤカヤヤヤ ヤ  ムム  ムム           ホホホスススス      ホホホ
  ヤヤヤヤ ヤ     コ  コ                スススス
                コ コ コ              スススス
                コ コ コ コ             スススス
                コ コ コ コ             スススス
                  ナナ               ススス
 ‖‖‖‖‖‖     ナナナナ             スススス
 ‖‖‖‖‖‖    ナナナナ            スススス
 ‖‖‖‖‖‖    ナナナナメ           スススス
 ‖‖‖‖‖‖   ナナナナナナ          スススス
 ‖‖‖‖‖‖   ナナナナナ           スススス
  ‖‖‖‖    ナナナナ            スススス
   へ       ナナナ             ススス
  ≡        ナナナ             スス
```

答え ▶ P.115

74 ごちゃまぜ計算

●計算をして、答えを数字で書きましょう。文字を数字で書いて計算してもOK です。

① ハチジュウサン － ニジュウキュウ ＝

② さんじゅうに ÷ 八 ＝

③ ゴジュウサン ＋ さんじゅうきゅう ＝

④ 二十八 － じゅうろく ＝

⑤ ナナジュウニ ＋ 四十四 ＝

⑥ はちじゅういち － ななじゅうはち ＝

⑦ 三十三 ÷ サン ＝

⑧ ロクジュウゴ － よんじゅうはち ＝

⑨ ハチジュウヨン ÷ 十二 ＝

⑩ 十八 ＋ はち － キュウ ＝

⑪ はちじゅうに － 四十四 － 三十二 ＝

⑫ ななじゅうなな ÷ 七 ＋ きゅう ＝

答え ▶ P.115

75 同じ文字探し

● 同じ文字のペアが1組だけあります。その字を探しましょう。

①

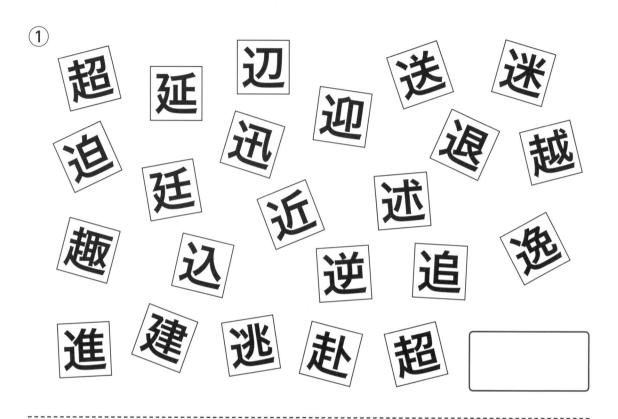

超　延　辺　送　迷
迫　迅　迎　退　越
廷　近　述　逸
趣　込　逆　追
進　建　逃　赴　超

②

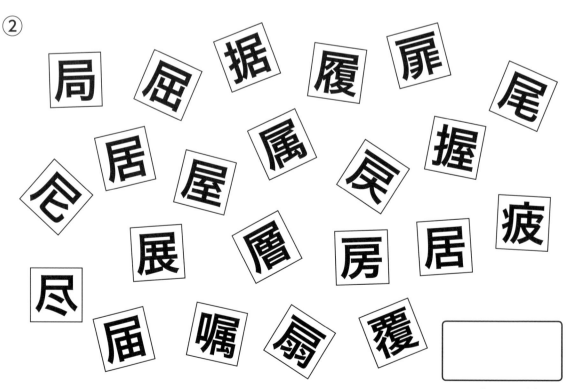

局　屈　据　履　扉　尾
居　属　握
屋　戻
戸
尺
展　層　房　居　疲
尽
届　嘱　扇　覆

答え ▶ P.115

時間　分　秒　正答数　／24

76 漢字で読み書き

●——線部の読みをひらがなで書きましょう。

① 趣味の俳句を楽しむ。　〔　　　　　〕〔　　　　　〕

② 先祖の墓を参る。　〔　　　　　〕〔　　　　　〕

③ 路肩に咲く花。　〔　　　　　〕〔　　　　　〕

④ 旬の果物を食べる。　〔　　　　　〕〔　　　　　〕

⑤ 野良猫を保護する。　〔　　　　　〕〔　　　　　〕

⑥ ご厚意に感謝する。　〔　　　　　〕〔　　　　　〕

⑦ 大臣を助ける補佐官。　〔　　　　　〕〔　　　　　〕

●□に漢字を書きましょう。

① ［つごう］により［りんじ］休業する。

② ［おんだん］な［ちいき］に暮らす。

③ 作家による［こうえん］会が［えんき］になる。

④ ［しょうたい］不明の［ひこう］物体。

⑤ ［せいじ］家を［こころざ］す。

対義語探し

● 意味が反対の言葉（対義語）をリストの中から選んで書きましょう。

① 寒流 ⇔ [　　]　　② 合同 ⇔ [　　]

③ 公的 ⇔ [　　]　　④ 現実 ⇔ [　　]

⑤ 中心 ⇔ [　　]　　⑥ 応用 ⇔ [　　]

⑦ 革新 ⇔ [　　]　　⑧ 延長 ⇔ [　　]

⑨ 消極 ⇔ [　　]　　⑩ 南極 ⇔ [　　]

⑪ 多様 ⇔ [　　]　　⑫ 悲観 ⇔ [　　]

⑬ 陽気 ⇔ [　　]　　⑭ 答弁 ⇔ [　　]

⑮ 単一 ⇔ [　　]　　⑯ 原則 ⇔ [　　]

リスト

楽観	短縮	私的	複合	基本	画一
単独	質問	積極	暖流	理想	保守
例外	北極	周辺	陰気		

答え ▶ P.116

78 なぞり書き

● 次の漢字をなぞり、読みをひらがなで書きましょう。

① 額縁

読み [　　　　　　　　　]

② 回覧

読み [　　　　　　　　　]

③ 教養

読み [　　　　　　　　　]

④ 熟慮

読み [　　　　　　　　　]

⑤ 衝撃

読み [　　　　　　　　　]

⑥ 新潟

読み [　　　　　　　　　]

⑦ 飛翔

読み [　　　　　　　　　]

⑧ 愛媛

読み [　　　　　　　　　]

⑨ 為替

読み [　　　　　　　　　]

⑩ 遅延

読み [　　　　　　　　　]

⑪ 歓迎

読み [　　　　　　　　　]

⑫ 豪華

読み [　　　　　　　　　]

答え ▶ P.116

時間　分　秒

正答数
／20

79 四字熟語パズル

● リストの字をマスにあてはめて、5つの四字熟語をつくりましょう。

①

大			列
準		体	
風			山
司			行
	勝		補

①のリスト

進　火　会
操　候　名
行　　　優
備　　林

②

総			臣
卒		論	
諸			常
環		破	
	攪		金

②のリスト

行　文　一
千　無　境
　　大　　業
理　　壊

答え ▶ P.116

ひらがな計算

●計算をして、答えを数字で書きましょう。文字を数字で書いて計算してもOK
です。

① きゅうじゅうはちひくじゅうご　=

② はちじゅうさんたすよんじゅう　=

③ ごじゅうごひくじゅういち　=

④ きゅうじゅうにひくよんじゅう　=

⑤ ななじゅうよんたすななじゅうなな　=

⑥ きゅうじゅういちひくろく　=

⑦ にじゅういちたすよんじゅうに　=

⑧ じゅうろくわるよん　=

⑨ さんじゅうさんたすじゅうはち　=

⑩ きゅうじゅうろくひくはちじゅうきゅう　=

⑪ よんかけるさんじゅうたすよん　=

⑫ にじゅうにひくきゅうたすじゅう　=

⑬ はちじゅうたすろくじゅうたすよん　=

答え ▶ P.116

時間　分　秒　正答数　／8

81 熟語まちがい探し

●下の「誤」には上と違う字が8か所あります。探して〇で囲みましょう。

間違い
8か所

正

夫婦	庭園	努力	城下	感想
城下	感想	夫婦	努力	庭園
庭園	城下	努力	感想	夫婦
夫婦	庭園	感想	努力	城下
感想	努力	庭園	城下	夫婦

誤

夫婦	庭園	努力	域下	感想
城下	感悲	夫婦	努力	庭園
底園	城下	勇力	感想	天婦
夫婦	庭園	感想	努刀	城下
感想	劣力	庭園	城下	夫嫁

答え ▶ P.117

82 難読漢字パズル

●読みに合う漢字を、リストから選んで書きましょう。

① だいず

② さいばい

③ そんざい

④ ほったん

⑤ がんぼう

⑥ ちゅうけい

⑦ さばく

⑧ いなか

⑨ たんご

⑩ とこなつ

⑪ けいこく

⑫ たくさん

⑬ しょうぞう

⑭ はつもうで

リスト

午	常	在	発	継	漠	田
存	培	肖	夏	渓	大	豆
望	中	栽	端	詣	沢	舎
像	初	山	端	砂	願	谷

答え ▶ P.117

83 同じ文字探し

● 同じ文字のペアが1組だけあります。その字を探しましょう。

①

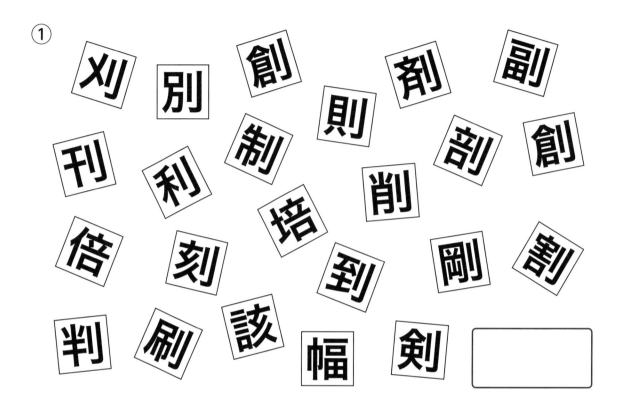

②

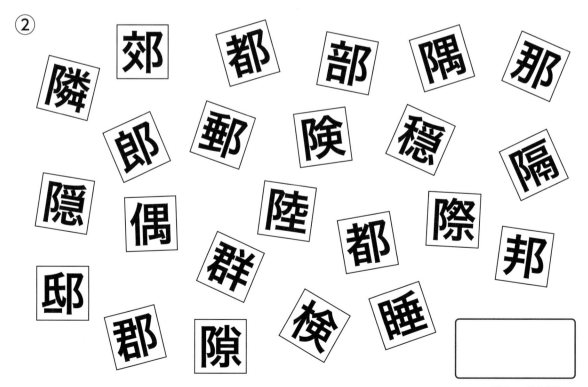

答え ▶ P.117

月　　日

漢字で読み書き

● ——線部の読みをひらがなで書きましょう。

① 予防接種を受ける。　　〔　　　　〕〔　　　　〕

② 免許を更新する。　　　〔　　　　〕〔　　　　〕

③ 靴下に穴があく。　　　〔　　　　〕〔　　　　〕

④ 大型の旅客機。　　　　〔　　　　〕〔　　　　〕

⑤ 乾杯の音頭をとる。　　〔　　　　〕〔　　　　〕

⑥ 限界まで耐える。　　　〔　　　　〕〔　　　　〕

⑦ 見知らぬ土地で迷う。　〔　　　　〕〔　　　　〕

● □に漢字を書きましょう。

①　親〔こう こう〕な〔むす こ〕。

②　〔つま〕と旅行に〔で か〕ける。

③　〔けい き〕が〔かい ふく〕する。

④　父の〔むぎ〕わら〔ぼう し〕。

⑤　〔き おく〕力の良さを〔はっ き〕する。

答え ▶ P.118

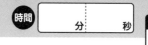
85 ごちゃまぜ計算

●計算をして、答えを数字で書きましょう。文字を数字で書いて計算してもOK です。

① 八十一 ÷ きゅう ＝ [　　]

② ニジュウニ × じゅう ＝ [　　]

③ ななじゅうさん ＋ サンジュウナナ ＝ [　　]

④ キュウジュウハチ － 七十九 ＝ [　　]

⑤ ゴジュウロク ＋ 七十七 ＝ [　　]

⑥ ごじゅうよん ÷ ロク ＝ [　　]

⑦ 七十四 ＋ はちじゅうよん ＝ [　　]

⑧ ハチジュウニ － よんじゅうさん ＝ [　　]

⑨ さん × 二 × ジュウ ＝ [　　]

⑩ はちじゅう － 五十 ＋ ひゃく ＝ [　　]

⑪ きゅうじゅうきゅう ÷ サン ＋ ご ＝ [　　]

⑫ なな × ナナ － じゅうきゅう ＝ [　　]

答え ▶ P.118

86 四字熟語

● 四字熟語の読みをひらがなで書きましょう。

① 相互関係
（　　　　　　　　　　）

② 天地神明
（　　　　　　　　　　）

③ 首尾一貫
（　　　　　　　　　　）

④ 東奔西走
（　　　　　　　　　　）

⑤ 冷静沈着
（　　　　　　　　　　）

⑥ 是々非々
（　　　　　　　　　　）

⑦ 厚顔無恥
（　　　　　　　　　　）

⑧ 専売特許
（　　　　　　　　　　）

⑨ 遮二無二
（　　　　　　　　　　）

⑩ 波乱万丈
（　　　　　　　　　　）

⑪ 一言居士
（　　　　　　　　　　）

⑫ 懇切丁寧
（　　　　　　　　　　）

⑬ 越権行為
（　　　　　　　　　　）

⑭ 純真無垢
（　　　　　　　　　　）

⑮ 感謝感激
（　　　　　　　　　　）

⑯ 趣味嗜好
（　　　　　　　　　　）

⑰ 面目躍如
（　　　　　　　　　　）

⑱ 曖昧模糊
（　　　　　　　　　　）

答え ▶ P.118

時間　分　秒

87 熟語でしりとり

● 札にある熟語の読みでしりとりをします。しりとりですべての札がつながるように左から読みを書いて並べましょう。解き方は9ページです。

① 軒先　大陸　黒蜜　漬物　下駄　→　読み▶読み▶読み▶読み▶読み

② 竹串　石碑　文明　菱形　勝負　→　読み▶読み▶読み▶読み▶読み

③ 業務　裏地　聖火　定規　華道　→　読み▶読み▶読み▶読み▶読み

④ 逸話　網戸　雲海　綿飴　土俵　→　読み▶読み▶読み▶読み▶読み

⑤ 京都　鳥居　漢詩　貝塚　四季　→　読み▶読み▶読み▶読み▶読み

⑥ 薬箱　汽車　混雑　山奥　通訳　→　読み▶読み▶読み▶読み▶読み

答え ▶ P.118

月　　日

四字熟語パズル

● リストの字をマスにあてはめて、5つの四字熟語をつくりましょう。

①

定		退	

| 片 | | | 符 |

| | 代 | | 跡 |

| 官 | | 官 | |

| 修 | 旅 | | |

①のリスト

古　行　切
学　房　年
遺　　　長
職　道

②

有		休	

| 冠 | | | 祭 |

| 証 | | 隠 | |

| 紆 | | | 折 |

| 眉 | 秀 | | |

②のリスト

葬　暇　麗
給　滅　余
　目　　婚
拠　　曲

答え ▶ P.118

89 文字まちがい探し

●「シャボン玉」がテーマのひらがな絵です。この中に、周囲と違うひらがなが
まざっていますので、それを探して○で囲みましょう。

間違い　8か所

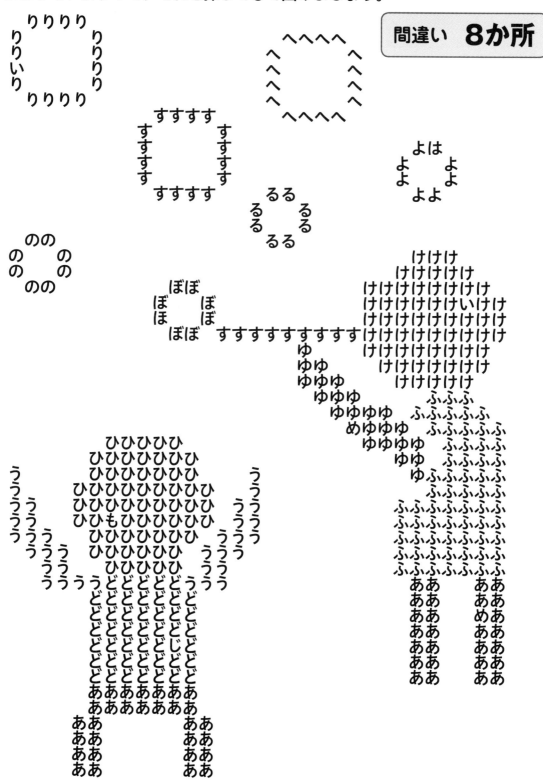

答え ▶ P.119

90 カタカナ語シークワーズ

時間　　分　　秒　　正答数 ／15

● リストの言葉をタテ・ヨコ・ナナメの8方向から探して、「シチュー」のように線を引きましょう。その後、使わずに残った文字を左上から下へ順につなげて、カタカナ語をつくりましょう。

ー	ュ	チ	シ	ケ	ー	キ
ペ	レ	ョ	バ	ポ	ス	ト
リ	モ	コ	ン	ボ	リ	ラ
カ	ン	レ	ス	ト	ラ	ン
ン	ト	ー	ポ	ス	パ	ペ
ス	パ	ト	ラ	イ	ト	ッ
ー	グ	ン	リ	ス	レ	ト

見つけた言葉には☑を入れましょう。

リスト

□パスポート　　□リモコン　　□チョコレート
□リボン　　□スイス　　□トランペット　　□ケーキ
□レストラン　　□ポスト　　□レスリング　　□ライト
□ペリカン　　□レモン　　□スーパー

※言葉は右から左、下から上につながることもあります。また、1つの文字を複数の言葉で共有することもあります。

残った文字（カタカナ語）

答え ▶ P.119

1

（カタカナによるアスキーアート。ウ・シ・サ・ツ・ポ・モ・ミ・ビ・ハ・ク・ル・リ などの文字で絵が描かれ、○で囲まれた文字「シ」「サ」「ツ」「リ」「ハ」「ハ」が配置されている）

2

①こうつうあんぜん　②いちぶしじゅう

③しゅんかしゅうとう／はるなつあきふゆ　④とうじょうじんぶつ

⑤おうだんほどう　⑥めいめいはくはく　⑦ほいくえんじ　⑧むちゃくちゃ

⑨てまえがって　⑩せいてんはくじつ　⑪ぜんちぜんのう

⑫しんだいれっしゃ　⑬てんかとういつ　⑭むびょうそくさい

⑮いっしゅくいっぱん　⑯とくいまんめん　⑰じゅうおうむじん

⑱さんぴりょうろん

3 ①

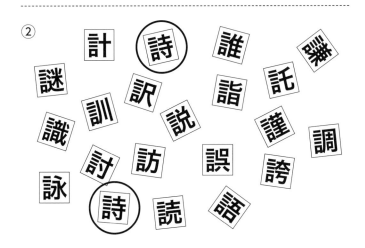

後 徳 律 循 任
仏
住 他 征 役 ⓐ待
侍
徒 従 似 御 徹
往 ⓑ待 復 微 径

②

計 ⓒ詩 誰
謎 訳 詣 託
識 訓 説 謹 調
詠 討 訪 誤 誇
ⓓ詩 読 語

4
①たいよう▶うらにわ▶わしょく▶くせもの▶のやま
②まんげつ▶つきみ▶みつばち▶ちょうし▶しょくじ
③にゅうし▶しょうらい▶いっぷく▶くちべに▶にもつ
④りょひ▶ひばな▶なまえ▶えがお▶おんせん
⑤せんとう▶うちき▶きもの▶のうど▶どきょう

5 読み ①ゆめ・めざ ②かのじょ・あか ③は・ぶたい ④かな・なみだ
⑤げんき・はげ ⑥きたい・たかな ⑦つうかい・けつまつ
書き ①恩師・再会 ②日々（日日）・過 ③面白 ④底・感動
⑤減・戦（軍）

6　①41　②10　③21　④114　⑤19　⑥2　⑦40　⑧180　⑨42　⑩6　⑪37　⑫19　⑬23

7

㋐ポ	ダ	ム	ウ	シ	ル	カ
㋘ケ	ス	ー	ツ	ケ	ー	ス
ー	ガ	ム	ン	ビ	レ	テ
ヤ	ヤ	イ	タ	ス	ッ	ラ
イ	ン	ド	ト	マ	ト	ケ
ラ	㋘ッ	ラ	リ	セ	パ	ッ
ド	ン	タ	ボ	㋣ト	ン	ト

残った文字（カタカナ語）：ポケット

8　①とのさま　②いくえ　③やくそく　④しどう　⑤かに　⑥しょうちょう　⑦ゆうしゅう　⑧どうそう　⑨ほんやく　⑩いらい　⑪しんせん　⑫やねうら

9　①（上から順に）意気投合・商品開発・草食動物・大安吉日・高速道路　②（上から順に）正体不明・体内時計・四六時中・付和雷同・高等学校

10　①他人　②入口　③正常　④子孫　⑤午後　⑥短所　⑦加湿　⑧気化　⑨過去　⑩洋風　⑪曲線　⑫屋内　⑬下山　⑭勝者　⑮減少　⑯部分

11　①函館　②神戸　③弘前　④足利　⑤牛久　⑥鳴門　⑦熱海　⑧城崎　⑨室蘭　⑩厳島　⑪今治　⑫伊豆　⑬八戸　⑭太秦

12

① （♯のグリッドの中に丼が○で囲まれている）

② （旦のグリッドの中に亘が○で囲まれている）

13　①34　②6　③12　④77　⑤5　⑥51　⑦70　⑧4　⑨20　⑩21　⑪12
⑫18

14　①げし　②すいか　③さゆ／しらゆ／はくとう　④なっとう
⑤なす／なすび　⑥すいとう　⑦ぞうり／じょうり　⑧けいだい　⑨ゆかた
⑩つゆ／ばいう　⑪かき　⑫しぐれ　⑬せいそう　⑭さっそく　⑮くも
⑯かんのん　⑰ばら／しょうび　⑱がてん／がってん

15

流水	名曲	回答	雪見	安全
名曲	雪見	安全	回⟨谷⟩	流水
名曲	安⟨会⟩	雪見	流水	回答
回答	雪見	流水	安全	名曲
雪見	回答	名⟨田⟩	流水	安全

16

①有名　②思慮　③正確　④不意　⑤尽力　⑥地面　⑦当面　⑧起源　⑨体験
⑩長所　⑪同意　⑫見解　⑬帰省　⑭要求　⑮高価　⑯任務

17

18 ①たしゅたよう　②いっちょういっせき　③しょうすうせいえい
④うみせんやません　⑤おうごんじだい　⑥はいしゃふっかつ
⑦なんきょくたいりく　⑧てんかむそう　⑨らくいちらくざ
⑩ににんさんきゃく　⑪しかくしめん　⑫しんしょうふうけい
⑬ふろうちょうじゅ　⑭ここんとうざい　⑮たごんむよう
⑯どくりつどっぽ　⑰じんじゃぶっかく　⑱じんせきみとう

19 ①13　②38　③32　④72　⑤60　⑥13　⑦43　⑧39　⑨26　⑩28　⑪17
⑫30　⑬21

20 ①つる　②ふきゅう　③しゅうりょう　④こんだんかい　⑤こうよう／もみじ
⑥うんゆ　⑦ひっしょう　⑧なんきょく　⑨ふくざつ　⑩ひみつ　⑪けんがい
⑫けいば

21 ①苺　②小豆　③銀杏　④人参　⑤玉葱　⑥金柑　⑦南瓜　⑧蓮根　⑨生姜
⑩柚子　⑪茗荷　⑫山葵　⑬枇杷　⑭林檎

22 読み　①がく・あんざん　②きゅうよう・そうたい　③しず・じゅうたく
④せびろ・しんちょう　⑤かれ・さんせい　⑥きょだい・なら
⑦そうで・そうじ
書き　①行列・人気　②近所・散歩　③菓子・包　④記念・祝　⑤温泉・疲

23 ①8　②3　③37　④13　⑤66　⑥12　⑦50　⑧7　⑨44　⑩21　⑪9　⑫26

24 ①かんぷく▶くうき▶きせつ▶つくだに▶にんたい
②そこぢから▶らくご▶ごよう▶うんえい▶いせ
③かいひ▶ひきゃく▶くさもち▶ちきゅう▶うじがみ
④けいと▶とうざい▶いど▶どま▶まなつ
⑤あさせ▶せいざ▶ざっし▶しまうた▶たくはい
⑥しゅと▶とうめい▶いしき▶きごう▶うんてん

25
①すいとう／しゅつのう　②やぎ　③しゅっしょうりつ　④おうとつ
⑤かいひん　⑥あじさい／しようか　⑦せきはい　⑧じしゃく／じせき
⑨てきぎ　⑩あいそ／あいそう　⑪じゅんしゅ　⑫けねん　⑬げんち
⑭かんぬし　⑮ゆいしょ　⑯やかたぶね　⑰かじ／たんや
⑱ぶぎょう／ほうこう

26

は	は	る	ま	き	や	ら
ん	ぴ	ざ	き	や	き	す
ば	こ	る	し	一	と	き
一	さ	め	す	て	り	ま
ぐ	ら	た	ん	ど	う	ぱ
ん	だ	ぷ	す	ぶ	た	っ
ぱ	ら	ん	ん	ど	つ	か

残った文字（料理名）：らーめん（ラーメン）

27
①（上から順に）大器晩成・聖人君子・自画自賛・海外旅行・途中下車
②（上から順に）開会宣言・大義名分・新入社員・記者会見・自業自得

28
①

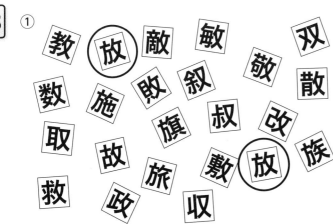

②

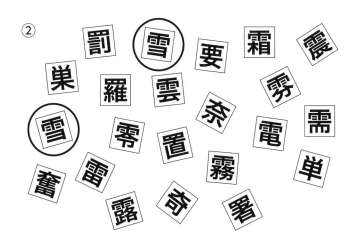

29　**読み**　①きび・あつ　②はつこい・みの　③たなばた・たんざく
④あいけん・しゅっさん　⑤ふたご・しまい　⑥とつぜん・とまど
⑦うすで・きじ

書き　①割・卵　②今朝・最低　③桜・満開　④参・有名　⑤札・支払

30

```
        ススススス
      ススス    ス
      ススス  ススススス
      ススス  ススススス
   スススス  ス
  ススス  ス                       イイ
  ススス   ス                      イイ
  ススス  ㋾                      イイ
      スススス                    イイイ
                              イイイ
                            イイイイ
                         イイイイイイイイ
                       イイイイイイイイイイ
                     イイイイイイイイイイイイ
            イイ     イイイイイイイイイイイイイイイイイ
         イイイイイイイイイイ㋦イイイイイイイイイイイイイ
       イイイイイイイイイイイイイイイイイイイイイイイ
         イイイ                イイイイイイ
         イイイ               イイイイ
          イイ               イイイ
           イ                イイ
                             イ
       ク    ク ク
     ク  ク  ク                 ススス  ススス
     ククク  ク                 ススススス ススス
     ククク                   ススススス ス  スス
     ク ク                  ススススス   スス
    ク ク                  ススススス    ス  ス
                         スススス    ス  ス
```

```
        ホホホ
       ホホホ             テテ
      ホホホホホ          テテテテ
     ホホホホホホ          テテテテ
    ホホホホホホホ        テテテテ    ププププププププププ
   ホホホホホホホホ     ㋡テテテテ  プププププププププププププ
  ㋓ホホホホホホホ    テテテテ  プププププププププププププププ
   ホホホホホホ   テテテテ  ププププププププププププププププ
    ホホホホホホテテテテ プププププププププププププププププ
     ホホホホテテテテ プププププププププププププププププ
  テテ モモモモモモモ プププププププププププププププププ
 テテテモモモモモモ プププププププププププププププププ
テテテテモモモモモ プププププププププププププププププ
 テテテ㋣モモモモ プププププププププププププププププ
テテテテモモモモ プププププププププププププププププ
 テテ モモモモモ プププププププププププププププププ
     モモモモモ プププププププププププププププププ
     モモモモモ ププププププププププ㋡プププププププ
     モモモモモ プププププププププププププププププ
     モモモモモ プププププププププププププププププ
```

31 ①いっしんどうたい ②れんせんれんしょう ③たいふういっか
④えいこせいすい ⑤きょうみほんい ⑥じゆうじざい ⑦せいしんせいい
⑧てんかむてき ⑨たんじゅんめいかい ⑩ぜんしんぜんれい
⑪ざんねんむねん ⑫いっちだんけつ ⑬ほうねんまんさく
⑭しゅうしいっかん ⑮いしそつう ⑯いっきょりょうとく
⑰さんもんしょうせつ ⑱だんがいぜっぺき

32 ①7 ②52 ③8 ④21 ⑤55 ⑥14 ⑦24 ⑧63 ⑨120 ⑩26 ⑪13
⑫53 ⑬15

33 ①うんでい ②せっかく ③いっさい ④けびょう ⑤ちょうふ／てんぷ
⑥すいこう ⑦るす ⑧したく ⑨いづも／いずも ⑩えま ⑪あっけ
⑫つくし ⑬こんりゅう／けんりつ ⑭しょうじん ⑮しんちょく
⑯しんこう ⑰どうくつ ⑱へきえき

34 ①たからじま▶まちかど▶どうぶつ▶つうちょう▶うえき
②えんげき▶きばこ▶こぜに▶にしきえ▶えんじん
③ざたく▶くちぶえ▶えんにち▶ちかみち▶ちず
④くちぐせ▶せきぞう▶うすぎ▶ぎょうじ▶じだい
⑤ようと▶とだな▶なつやま▶まなつ▶つぶあん
⑥あてさき▶きはく▶くつした▶たきつぼ▶ぼうけん

35 ①（上から順に）馬耳東風・一言一句・清廉潔白・期間限定・天衣無縫
②（上から順に）授業参観・駐車禁止・唯一無二・身体測定・起死回生

36 ①ゆうびん ②こくもつ ③せいぼ／さいぼ ④しゅご ⑤じょうと
⑥いしうす ⑦けんお ⑧ぎむ ⑨ぼしゅう ⑩しゅうかく ⑪けいさい
⑫ぎょかくりょう

37 ①3 ②39 ③79 ④46 ⑤15 ⑥80 ⑦36 ⑧88 ⑨33 ⑩18 ⑪33 ⑫68

38
読み ①こうぶつ・もなか ②せんぷうき・すず ③ちゅうしゃ・と ④たいど・あらわ ⑤ま・うもう ⑥きちょう・かいが ⑦あわ・さ

書き ①調子・返事 ②満天・星 ③旅館・宿泊 ④徒歩・通勤 ⑤順番・交代／交替

---

39 ①寿司 ②素麺 ③餃子 ④蕎麦 ⑤沢庵 ⑥焼売 ⑦米粉 ⑧穴子 ⑨饅頭 ⑩叉焼 ⑪鰻 ⑫炒飯 ⑬海苔 ⑭飛魚

※表記方法は他にあるものもあります。

40

41 ①内密 ②短所 ③成就 ④同等 ⑤熟読 ⑥弁解 ⑦完了 ⑧増殖 ⑨過程 ⑩用心 ⑪性格 ⑫友人 ⑬掃除 ⑭合意 ⑮快活 ⑯機敏

42 ①ひより ②とうてん ③さんま ④せんちゃ ⑤らいさん ⑥えきしゃ ⑦くもつ／ぐもつ ⑧でたらめ ⑨ふぜい ⑩こんぺき ⑪みぞう ⑫とうじ ⑬よもやま ⑭さんご ⑮きげん ⑯じょうしょ／じょうちょ ⑰しい ⑱さみだれ／さつきあめ

43 ①

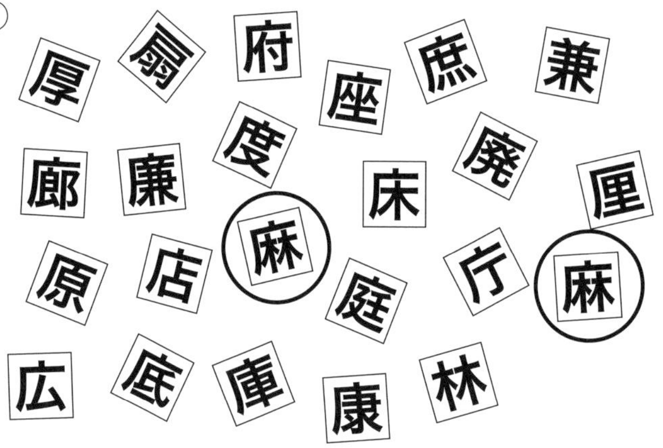
厚 扇 府 座 庶 兼
廊 廉 度 床 廃 厘
原 店 麻 庭 庁 麻
広 底 庫 康 林

②

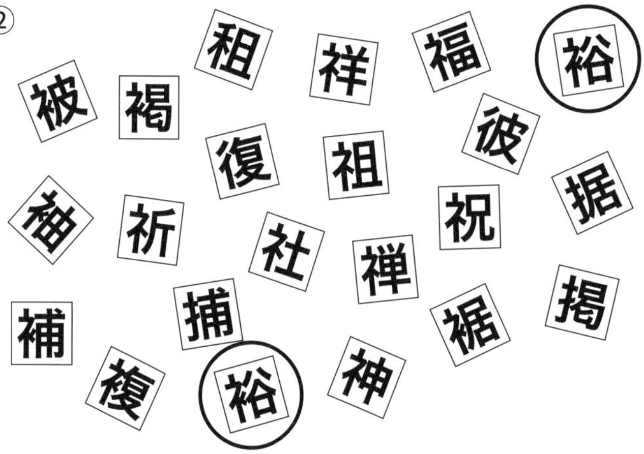
被 褐 租 祥 福 裕
復 祖 彼 据
袖 祈 社 禅 祝
補 捕 複 裕 神 裾 掲

44
①おおがたれんきゅう　②こうざんしょくぶつ　③ぜんりょくとうきゅう
④さんしゃさんよう　⑤だいひょうせんしゅ　⑥はくがくたさい
⑦しゅぎしゅちょう　⑧ふみんふきゅう　⑨ゆうげんじっこう
⑩かいとうらんま　⑪しつれいせんばん　⑫いちねんほっき
⑬じゅんぷうまんぱん　⑭れんたいせきにん　⑮ぜんとたなん
⑯はきゅうこうか　⑰からくさもよう　⑱りゅうりゅうしんく

45
①55　②9　③96　④66　⑤106　⑥15　⑦107　⑧30　⑨7　⑩2　⑪10
⑫100　⑬1

46
①

②

47

三	島	由	紀	夫	(伊)	小
(達)	崎	ト	イ	ロ	フ	野
加	藤	清	正	一	長	妹
山	村	暮	鳥	ポ	信	子
ス	ブ	ン	ロ	コ	田	馬
休	利	千	ダ	ル	織	我
一	(政)	姫	ン	マ	(宗)	蘇

残った文字（人物名）：伊達政宗

48

①はなたば▶ばくふ▶ふうみ▶みらい▶いど

②かまめし▶しょくじ▶じゅうどう▶うみがめ▶めいげん

③えんか▶かっき▶きこく▶くろまめ▶めいじん

④かいてき▶きゅうす▶すなば▶ばしゃ▶やね

⑤おもかげ▶げんまい▶いんしょく▶くうせき▶きんとう

⑥せんど▶どくしょ▶ようす▶すずむし▶しぶがき

49

読み　①むすめ・そつぎょう　②みどり・こうしゅう
③めがね／がんきょう・しゅうり　④あま・ほ
⑤ぎゃくてん・ゆうしょう　⑥なべ・に　⑦せんたく・ほ

書き　①伝統・祭　②体操・日課　③入試・合格　④部屋・片付
⑤余裕・出発

50　①73　②76　③26　④8　⑤72　⑥84　⑦45　⑧14　⑨90　⑩116　⑪13
⑫120

51

兄弟	便利	創刊	自宅	市場
自完	創刊	便利	市場	克弟
便利	市場	自宅	兄第	創刊
剣刊	兄弟	布場	便利	自宅
兄弟	自宅	便利	市場	創形

52

①かぐら　②しだい　③こんだて　④ひょうし　⑤でし／ていし　⑥ぞうげ
⑦きんもくせい　⑧だるま　⑨たんもの　⑩そうさい　⑪しけ　⑫ふぶき
⑬みやげ／どさん　⑭たづな　⑮しわす　⑯たび　⑰れもん　⑱あんぎゃ

53

54 ①行方　②財布　③仲人　④下手　⑤伯父／叔父　⑥叔母／伯母　⑦太刀
⑧連絡　⑨黄金　⑩天井　⑪昨日　⑫平凡　⑬随分　⑭相撲

55 ①じゅんびばんたん　②いちにちいちぜん　③そうじとうばん
④せいとうぼうえい　⑤かいてんもくば　⑥しんしんきえい
⑦きゅうてんちょっか　⑧しょうしんしょうめい　⑨しんししゅくじょ
⑩あいえんきえん　⑪きせいじじつ　⑫げっかひょうじん　⑬あおいきといき
⑭しょうしせんばん　⑮しょしかんてつ　⑯いちれんたくしょう
⑰たいがんじょうじゅ　⑱こうとうむけい

56 ①うめしゅ▶ゆきみ▶みんか▶かぞく▶くうき
②きょうし▶しばふ▶ふでばこ▶こくおう▶うてん
③わたげ▶げし▶しんめ▶めいろ▶ろばた
④なは▶はつめい▶いま▶まごころ▶ろてん
⑤おおぜき▶きんぎょ▶よこがお▶おんし▶しんりん
⑥なたね▶ねんど▶どうわ▶わか▶かいそう

57 読み　①この・えら　②たいせい・ととの　③せいかく・おぼ
④じょうし・つ　⑤はら・わら　⑥せいひん・こうにゅう
⑦ねが・かな
書き　①辞典／字典・画数　②歯・磨　③首都・人口　④胸・吸
⑤仲間・語

58 ①116　②31　③11　④77　⑤111　⑥66　⑦101　⑧53　⑨300　⑩9
⑪45　⑫78　⑬360

59 ①

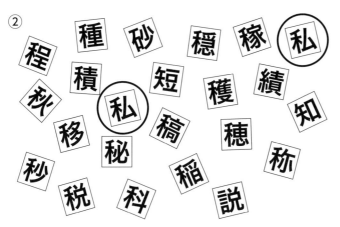

句　各　㉠唇　告　唐　匂
古　吉　名　善　啓　台
召　后　含　否　呂　品
㉠唇　合　君　哲　要

②

種　砂　穏　稼　㉠私
程　積　短　穫　績
秒　㉠私　稿　穂　知
移　秘　　　称
秒　　　稲　説
税　科

----

60 ①しょうち　②がいねん　③あいまい　④びさい　⑤ふんとう　⑥かんしょう
⑦みんしゅう　⑧ほうび　⑨けんにん　⑩けんめい　⑪はんりょ　⑫びんせん

61 ①覚悟　②内訳　③手段　④向上　⑤将来　⑥去年　⑦心配　⑧台本　⑨天気
⑩一部　⑪命令　⑫吉報　⑬本気　⑭信用　⑮準備　⑯出版

62 ①（上から順に）都道府県・大量生産・謹賀新年・三者面談・前途洋洋
②（上から順に）合計金額・十年一昔・選手宣誓・優柔不断・先手必勝

63 ①
万 万 万 万 万 万 万 万 万 万
万 万 万 万 万 万 万 万 万 万
万 万 万 万 万 万 万 万 万 万
万 万 万 万 万 万 万 万 万 万
万 万 万 万 万 万 万 万 万 万
万 万 万 万 万 万 万 万 万 万
万 万 万 万 万 ⦿方 万 万 万 万
万 万 万 万 万 万 万 万 万 万

②
治 治 治 治 治 治 治 治 治 治
治 治 治 治 治 治 治 治 治 治
治 治 治 治 治 治 治 治 治 治
治 治 治 治 治 治 ⦿浴 治 治 治
治 治 治 治 治 治 治 治 治 治
治 治 治 治 治 治 治 治 治 治
治 治 治 治 治 治 治 治 治 治
治 治 治 治 治 治 治 治 治 治

64 ①36　②81　③221　④18　⑤89　⑥154　⑦57　⑧10　⑨4　⑩50　⑪123　⑫94

65

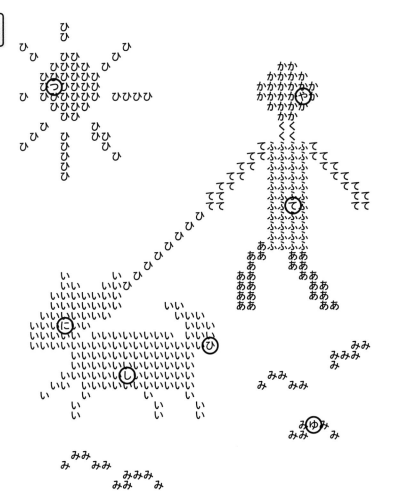

---

66 ①子供 ②西洋 ③普通 ④最後 ⑤閉園 ⑥失望 ⑦着席 ⑧賛成 ⑨下手
⑩回避 ⑪自然 ⑫無料 ⑬進化 ⑭不利 ⑮単純 ⑯表面

---

67 読み ①えいが・かんしょう ②あたた・ひょうじょう
③せいいっぱい・つと ④がっしょう・ひび ⑤さわ・ふんいき
⑥ほうほう・こころ ⑦はくしゅ・むか

書き ①問題・解 ②絶体絶命・危機 ③首相・演説
④車輪・回転／廻転 ⑤灯台・暗

113

68

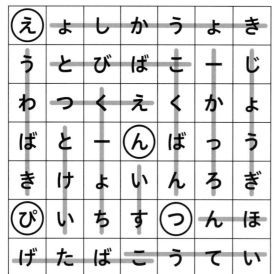

残った文字（物の名前）：えんぴつ

69
①しょこ▶こうま▶まるた▶たんか▶かんしゃ
②こうぶつ▶ついか▶かくち▶ちょうこく▶くんしゅ
③はつゆめ▶めんきょ▶よみせ▶せかい▶いっしゅん
④おとめ▶めじるし▶しきさい▶いご▶ごご
⑤しるこ▶こいびと▶としうえ▶えいが▶ががく
⑥いっち▶ちえ▶えんとつ▶つきやま▶まっちゃ

70
①秋雨　②宇宙　③羽衣　④布団　⑤省略　⑥爪先　⑦博士　⑧正直　⑨双葉
⑩奮発　⑪印鑑　⑫問答　⑬稲穂　⑭木陰

71
①ひゃっかじてん　②かていきょうし　③ぜんこうせいと
④いちびょうそくさい　⑤そういくふう　⑥ぎりにんじょう　⑦かききゅうか
⑧ふんこつさいしん　⑨げいいんばしょく　⑩しんとうめっきゃく
⑪いしょくどうげん　⑫さんぱいきゅうはい　⑬がりょうてんせい
⑭きんかぎょくじょう　⑮ちょとつもうしん　⑯むみかんそう
⑰しそんはんえい　⑱しったげきれい

72
①46　②92　③2　④58　⑤103　⑥44　⑦66　⑧109　⑨8　⑩124　⑪8
⑫48　⑬30

73

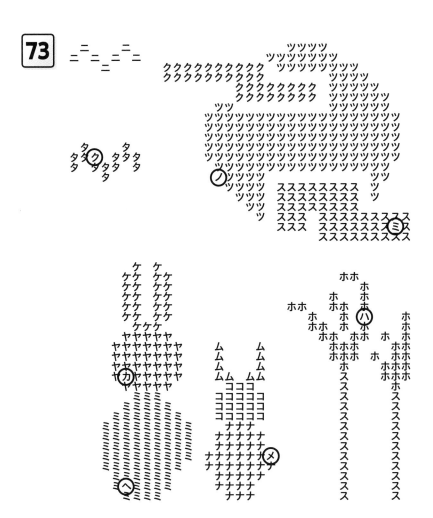

74 ①54　②4　③92　④12　⑤116　⑥3　⑦11　⑧17　⑨7　⑩17　⑪6　⑫20

75 ①

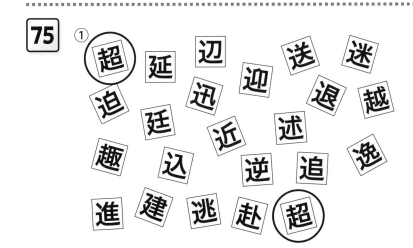

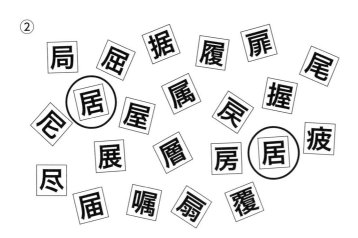

②

76 読み ①しゅみ・はいく ②せんぞ・はか ③ろかた・さ
④しゅん・くだもの ⑤のら・ほご ⑥こうい・かんしゃ
⑦だいじん・ほさ
書き ①都合・臨時 ②温暖・地域 ③講演・延期 ④正体・飛行
⑤政治・志

77 ①暖流 ②単独 ③私的 ④理想 ⑤周辺 ⑥基本 ⑦保守 ⑧短縮 ⑨積極
⑩北極 ⑪画一 ⑫楽観 ⑬陰気 ⑭質問 ⑮複合 ⑯例外

78 ①がくぶち ②かいらん ③きょうよう ④じゅくりょ ⑤しょうげき
⑥にいがた ⑦ひしょう ⑧えひめ ⑨かわせ ⑩ちえん ⑪かんげい
⑫ごうか

79 ①（上から順に）大名行列・準備体操・風林火山・司会進行・優勝候補
②（上から順に）総理大臣・卒業論文・諸行無常・環境破壊・一攫千金

80 ①83 ②123 ③44 ④52 ⑤151 ⑥85 ⑦63 ⑧4 ⑨51 ⑩7 ⑪124
⑫23 ⑬144

81

夫婦	庭園	努力	⃝域下	感想
城下	感⃝悲	夫婦	努力	庭園
⃝底園	城下	⃝勇力	感想	⃝天婦
夫婦	庭園	感想	努⃝刀	城下
感想	⃝劣力	庭園	城下	夫⃝嫁

82 ①大豆　②栽培　③存在　④発端　⑤願望　⑥中継　⑦砂漠　⑧田舎　⑨端午　⑩常夏　⑪渓谷　⑫沢山　⑬肖像　⑭初詣

83

①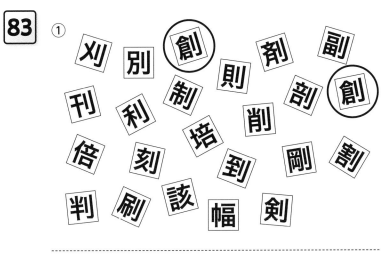

②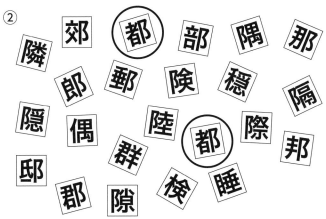

84
読み ①よぼう・せっしゅ　②めんきょ・こうしん　③くつした・あな
④おおがた・りょかっき／りょかくき　⑤かんぱい・おんど
⑥げんかい・た　⑦とち・まよ

書き ①孝行・息子　②妻・出掛　③景気・回復　④麦・帽子
⑤記憶・発揮

85　①9　②220　③110　④19　⑤133　⑥9　⑦158　⑧39　⑨60　⑩130
⑪38　⑫30

86　①そうごかんけい　②てんちしんめい　③しゅびいっかん
④とうほんせいそう　⑤れいせいちんちゃく　⑥ぜぜひひ　⑦こうがんむち
⑧せんばいとっきょ　⑨しゃにむに　⑩はらんばんじょう　⑪いちげんこじ
⑫こんせつていねい　⑬えっけんこうい　⑭じゅんしんむく
⑮かんしゃかんげき　⑯しゅみしこう
⑰めんもくやくじょ／めんぼくやくじょ　⑱あいまいもこ

87　①げた▶たいりく▶くろみつ▶つけもの▶のきさき
②せきひ▶ひしがた▶たけぐし▶しょうぶ▶ぶんめい
③せいか▶かどう▶うらじ▶じょうぎ▶ぎょうむ
④あみど▶どひょう▶うんかい▶いつわ▶わたあめ
⑤かいづか▶かんし▶しき▶きょうと▶とりい
⑥きしゃ▶やまおく▶くすりばこ▶こんざつ▶つうやく

88　①（上から順に）定年退職・片道切符・古代遺跡・官房長官・修学旅行
②（上から順に）有給休暇・冠婚葬祭・証拠隠滅・紆余曲折・眉目秀麗

89

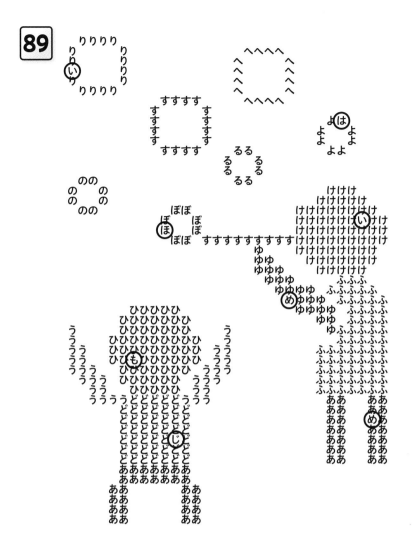

90

ー	ュ	チ	シ	ケ	ー	キ
ペ	レ	ヨ	ⓑ	ポ	ス	ト
リ	モ	コ	ン	ボ	リ	ラ
カ	ン	レ	ス	ト	ラ	ン
ン	ト	ー	ポ	ス	パ	ペ
ⓢ	パ	ト	ラ	イ	ト	ッ
ー	グ	ン	リ	ス	レ	ト

残った文字（カタカナ語）：バス

学研脳トレ

川島隆太教授のらくらく脳体操
文字パズル 90日

2021年3月2日　　第1刷発行
2021年4月9日　　第2刷発行

監修者	川島隆太
発行人	中村公則
編集人	滝口勝弘
編集長	古川英二
発行所	株式会社　学研プラス
	〒141-8415　東京都品川区西五反田 2-11-8
印刷所	中央精版印刷株式会社

STAFF	編集制作	株式会社 エディット
	本文DTP	株式会社 アクト
	校正	奎文館

この本に関する各種お問い合わせ先

●本の内容については、下記サイトのお問い合わせフォームよりお願いします。

https://gakken-plus.co.jp/contact/

●在庫については　Tel 03-6431-1250（販売部直通）

●不良品（落丁・乱丁）については　Tel 0570-000577

学研業務センター

〒 354-0045　埼玉県入間郡三芳町上富 279-1

●上記以外のお問い合わせは　Tel 0570-056-710（学研グループ総合案内）

学研の書籍・雑誌についての新刊情報・詳細情報は、下記をご覧ください。

学研出版サイト　https://hon.gakken.jp/